MÉTODO AMES
UMA PROPOSTA FOCADA NA MUDANÇA DO ESTILO DE VIDA PARA PROMOÇÃO DE SAÚDE MENTAL POSITIVA

Editora Appris Ltda.
1.ª Edição - Copyright© 2024 dos autores
Direitos de Edição Reservados à Editora Appris Ltda.

Nenhuma parte desta obra poderá ser utilizada indevidamente, sem estar de acordo com a Lei nº 9.610/98. Se incorreções forem encontradas, serão de exclusiva responsabilidade de seus organizadores. Foi realizado o Depósito Legal na Fundação Biblioteca Nacional, de acordo com as Leis nºs 10.994, de 14/12/2004, e 12.192, de 14/01/2010.

Catalogação na Fonte
Elaborado por: Dayanne Leal Souza
Bibliotecária CRB 9/2162

T712m 2024	Torturella, Nilo Método AMES: uma proposta focada na mudança do estilo de vida para promoção de saúde mental positiva / Nilo Torturella e Igor Torturella. – 1. ed. – Curitiba: Appris, 2024. 158 p. : il. ; 23 cm. Inclui referências. ISBN 978-65-250-6283-9 1. Saúde mental. 2. Exercício físico. 3. Felicidade. I. Torturella, Nilo. II. Torturella, Igor. III. Título. CDD – 131

Livro de acordo com a normalização técnica da ABNT

Appris
editora

Editora e Livraria Appris Ltda.
Av. Manoel Ribas, 2265 – Mercês
Curitiba/PR – CEP: 80810-002
Tel. (41) 3156 - 4731
www.editoraappris.com.br

Printed in Brazil
Impresso no Brasil

Nilo Torturella
Igor Torturella

MÉTODO AMES

UMA PROPOSTA FOCADA NA MUDANÇA DO ESTILO DE VIDA
PARA PROMOÇÃO DE SAÚDE MENTAL POSITIVA

Appris *editora*

Curitiba, PR
2024

FICHA TÉCNICA

EDITORIAL
Augusto Coelho
Sara C. de Andrade Coelho

COMITÊ EDITORIAL
Ana El Achkar (UNIVERSO/RJ)
Andréa Barbosa Gouveia (UFPR)
Conrado Moreira Mendes (PUC-MG)
Eliete Correia dos Santos (UEPB)
Fabiano Santos (UERJ/IESP)
Francinete Fernandes de Sousa (UEPB)
Francisco Carlos Duarte (PUCPR)
Francisco de Assis (Fiam-Faam, SP, Brasil)
Jacques de Lima Ferreira (UP)
Juliana Reichert Assunção Tonelli (UEL)
Maria Aparecida Barbosa (USP)
Maria Helena Zamora (PUC-Rio)
Maria Margarida de Andrade (Umack)
Marilda Aparecida Behrens (PUCPR)
Marli Caetano
Roque Ismael da Costa Güllich (UFFS)
Toni Reis (UFPR)
Valdomiro de Oliveira (UFPR)
Valério Brusamolin (IFPR)

SUPERVISOR DA PRODUÇÃO
Renata Cristina Lopes Miccelli

PRODUÇÃO EDITORIAL
Bruna Holmen

REVISÃO
Simone Ceré

DIAGRAMAÇÃO
Andrezza Libel

CAPA
Mateus Porfírio

*Dedicamos este livro a todos que buscam
um caminho de equilíbrio entre saúde mental e estilo de vida,
inspirados pela jornada de aprendizado e crescimento
compartilhada entre pai e filho.
Que estas páginas possam servir como um
guia amoroso e compassivo para uma vida plena e saudável,
repleta de conexão, realização, bem-estar e felicidade.*

APRESENTAÇÃO

Conhecido por sua astúcia e sagacidade, Sísifo desafiou os próprios deuses com sua audácia. Tal insolência não passou despercebida pelos olhos divinos e Zeus, o todo-poderoso senhor do Olimpo, decidiu puni-lo de forma que sua existência se tornasse um fardo eterno. Segundo o mito, quando Hades, o deus do submundo, enviou Thanatos, a personificação da morte, para levar Sísifo para o mundo dos mortos, Sísifo conseguiu prendê-lo. Ele convenceu Thanatos a experimentar como as algemas funcionavam e, enquanto Thanatos estava distraído, Sísifo o acorrentou, deixando a morte sem poder sobre os mortais.

Enquanto Thanatos estava aprisionado, ninguém poderia mais morrer, e isso causou um grande problema para os deuses, que dependiam do equilíbrio entre vida e morte. Finalmente, Ares, o deus da guerra, interveio e libertou Thanatos, permitindo que a ordem natural fosse restaurada. Porém, esse ato de desafio e engano de Sísifo apenas aumentou sua condenação, tornando sua punição ainda mais severa. Assim, Sísifo foi condenado a uma tarefa que desafiaria não apenas sua força física, mas também sua alma. Em uma montanha escarpada, uma pedra colossal o aguardava. Seu dever era empurrá-la até o topo, apenas para vê-la despencar de volta ao vale assim que alcançasse o cume. Uma sina sem fim, um ciclo de esforço hercúleo sem recompensa, exceto a visão da pedra retornando ao ponto de partida.

O mito de Sísifo pode nos servir como metáfora poderosa para questionar os desafios enfrentados pelos médicos e profissionais da saúde na era moderna. Assim como Sísifo, eles se encontram presos em um ciclo de tratamento incessante, onde os sintomas são aliviados apenas para ressurgirem novamente, como a pedra que rola implacavelmente de volta ao vale. No mundo da medicina contemporânea, a ênfase, muitas vezes, recai sobre o tratamento das manifestações visíveis da doença, em vez de investigar as raízes subjacentes dos problemas de saúde. Os médicos se veem lutando contra um mar de sintomas, sem tempo ou recursos para explorar as complexidades mais profundas da condição de seus pacientes.

Este livro é um chamado para uma nova maneira de pensar sobre saúde e bem-estar. Juntos, poderemos desafiar as convenções estabelecidas, explorar novos horizontes e buscar soluções que transcendam os paradigmas tradicionais. É hora de empurrar a pedra na direção da verdadeira cura e redescobrir o significado perdido na jornada de Sísifo.

PREFÁCIO

É uma imensa alegria e um privilégio introduzir uma obra que reflete um modelo revolucionário que transcende as limitações tradicionais da medicina. Aqui, o foco não está apenas na cura de enfermidades, mas sim na promoção de um estilo de vida que proporcione longevidade e felicidade. Como *Homo sapiens*, evoluímos ao longo de milhares de anos, em um ambiente radicalmente diferente do que enfrentamos hoje. Durante a maior parte de nossa história evolutiva, fomos caçadores-coletores, cujas vidas eram intimamente entrelaçadas com a natureza e com os ciclos naturais do mundo ao nosso redor. Nesse contexto ancestral, nossos corpos e mentes se adaptaram para enfrentar os desafios específicos que encontrávamos. Desenvolvemos habilidades físicas para caçar, colher e construir abrigos. Desenvolvemos sistemas de comunicação e vínculos sociais profundos para colaborar com outros membros de nossa tribo. E, talvez mais importante, desenvolvemos padrões de sono, dieta e movimento que estavam em harmonia com o ritmo natural do mundo. No entanto, a rápida mudança para uma vida sedentária, o acesso fácil a alimentos processados e uma desconexão crescente com a natureza estão em desacordo com a maneira como nossos corpos e mentes evoluíram para funcionar. Isso contribui para uma série de problemas de saúde e bem-estar que afligem muitas pessoas hoje em dia, incluindo obesidade, doenças cardiovasculares, distúrbios do sono e doenças mentais. Ao olharmos para trás em nossa jornada evolutiva, podemos encontrar pistas valiosas sobre como cultivar uma vida mais saudável e satisfatória no mundo moderno. Isso inclui reconectar-nos com a natureza, priorizar o movimento e a atividade física, adotar uma dieta mais próxima de nossos padrões alimentares ancestrais e nutrir nossos relacionamentos e comunidades. O método AMES é um convite para voltarmos às nossas raízes, não apenas como um ato de nostalgia, mas como uma busca consciente por saúde, vitalidade e felicidade em um mundo em rápida mudança. Alimentação, meditação, exercício físico e sono são pilares fundamentais que impactam diretamente o bem-estar mental. Uma alimentação balanceada e nutritiva não apenas nutre o corpo, mas também influencia a função cerebral e o equilíbrio emocional. A prática regular de meditação não apenas acalma a mente, mas também fortalece a resiliência emocional e promove a clareza mental. O exercício físico não apenas fortalece o corpo, mas também libera uma série de proteínas que melhoram o humor, a imunidade e reduzem o estresse. E o sono adequado não apenas descansa o corpo, mas também consolida a memória e regula as emoções, pois é ali que acontece o reparo dos danos celulares. Ao longo destas páginas, seremos guiados por uma visão abrangente e holística da saúde, que reconhece a interconexão entre o corpo, a mente e o espírito. Descobriremos como pequenas mudanças em nossos hábitos diários podem ter um impacto profundo em nossa qualidade de vida. Desde a nutrição até a gestão do estresse, desde a prática da gratidão até a conexão com os outros, cada aspecto de nosso estilo de vida é cuidadosamente examinado à luz deste novo paradigma. Os autores não só nos apresentam conceitos e teorias, mas também nos oferecem ferramentas práticas e insights profundos, baseados em evidências, para nos ajudar a incorporar esses princípios em nossa própria jornada de saúde e bem-estar. É uma obra que desafia o *status quo* e nos inspira a buscar uma vida não apenas mais longa, mas também mais plena e significativa. À medida que mergulhamos neste livro, somos convidados a desafiar nossas suposições, a questionar nossas práticas e a abraçar um novo caminho em direção a uma saúde verdadeira e duradoura. Que esta obra sirva não apenas como um guia, mas como um convite para vivermos mais conscientemente, mais saudáveis e mais felizes. Portanto, convido você a mergulhar nas páginas deste livro com mente aberta e coração receptivo. Que ele não apenas informe e inspire, mas também o capacite a tomar medidas concretas em direção a uma vida mais equilibrada, plena e feliz.

Andréia Antoniolli
Doutora em Técnica Operatória e Cirurgia Experimental pela Universidade Federal de São Paulo (Unifesp), membro titular do Colégio Brasileiro de Cirurgiões. Professora Associada da Faculdade de Medicina da Universidade Federal do Mato Grosso do Sul (UFMS). Membro do Conselho Científico da Sociedade Brasileira para Estudos da Fisiologia (Sobraf). Coordenadora do Centro de Estudos em Células Tronco, Engenharia de Tecidos e Genética Toxicológica (CeTroGen) do HUMAP/UFMS.

SUMÁRIO

PARTE 1
POR QUE MUDAR O ESTILO DE VIDA?

APRESENTANDO O MÉTODO AMES...17
Do que falaremos neste capítulo? 17
Apresentando o Método AMES 17
A saúde mental positiva 19
Felicidade e bem-estar 20
A Medicina do Estilo de Vida 21
Por que Estilo de Vida?..23
Saúde mental e estilo de vida: um novo paradigma para o bem-estar integral.......24
O profissional como motivador das mudanças...........................27
Considerações finais 29
Livros para ampliar seu repertório 30
Referências..30

PARTE 2
NUTRIÇÃO COM O PROPÓSITO DO BEM-ESTAR

ALIMENTAÇÃO CONSCIENTE..35
Do que falaremos neste capítulo? 35
Alimentação e saúde mental: uma perspectiva abrangente 36
O atual cenário das dietas ocidentais......................................37
O que seria uma "alimentação consciente"? 39
Como a alimentação poderia influenciar na saúde mental?.........41
Nutrientes e funções cerebrais 42
Há espaço para suplementação de compostos bioativos na prática clínica?.........45
Como já dizia Hipócrates: "Toda doença começa no intestino".....................47
Sinais·de um Intestino Saudável...47
Dieta mediterrânea e saúde mental..48
Quais evidências disponíveis sobre consumo de carne e saúde mental? 50
Um alerta para o consumo de alimentos ultraprocessados!.........51
Avisos sobre o ultraprocessamento..52
Alimentação consciente na prática 53

Alimentos podem fazer parte de uma prescrição médica! 55

Interpretando rótulos 57

A história de Marco Aurélio...58

Considerações finais 59

Livros para ampliar seu repertório..60

Apêndice: Vamos cozinhar? 61

Referências 64

PARTE 3
SAÚDE MENTAL POSITIVA ATRAVÉS DA CONSCIÊNCIA

MEDITAÇÃO..79

Do que falaremos neste capítulo? 79

Diversas maneiras de meditar..80

Meditação e saúde mental..81

Mindfulness na prática: teoria, benefícios e exercícios 82

As atitudes fundamentais para a prática de *mindfulness*............................84

Mindfulness e felicidade 85

Pranayama 86

Mecanismos fisiológicos da meditação...87

Ensinando a meditar 88

Inserindo a meditação no dia a dia 90

Considerações finais 91

Livros para ampliar seu repertório...92

Referências...93

PARTE 4
FORTALECENDO O CÉREBRO COM O CORPO

EXERCÍCIO FÍSICO...99

Do que falaremos neste capítulo? 99

Definindo conceitos...99

Quanto de atividade física é suficiente? 101

Os efeitos comprovados...103

Por que você deve fazer atividade física? 104

Explorando a saúde mental 105

O poder do exercício na depressão..107

Atividade física e felicidade 108

Aprofundando um pouco mais sobre mecanismos de ação...........................110

A história de Joana...112

Dez mil passos por dia!...113

Menos regras: nem tudo é para todos...114

Estágios de motivação...115

Motivando a mudança..117

Avaliação e prescrição na prática clínica...118

Considerações finais..119

Livros para aumentar seu repertório...120

Referências..121

PARTE 5
O PODER DO SONO NA SAÚDE

SONO REPARADOR...127

Do que falaremos neste capítulo?..127

Como estamos dormindo?...127

Distúrbios do sono..128

Sono e saúde...130

Sono e saúde mental positiva..130

Distúrbios do sono e transtornos psiquiátricos: uma relação bidirecional.........132

Recomendações para um sono de qualidade.......................................134

Avaliação clínica...135

Abordagem prática...138

Abordagem comportamental: dicas para uma boa higiene do sono...............141

Considerações finais..143

Livros para ampliar seu repertório..144

Referências..144

ALÉM DO CUME..151

POSFÁCIO 1..153

POSFÁCIO 2..155

Parte 1
POR QUE MUDAR O ESTILO DE VIDA?

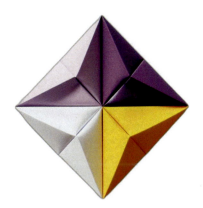

---
* Os autores interpretam a escolha do origami para as ilustrações como uma representação da transformação da vida através da simples ação de dobrar o papel. Para os praticantes dessa arte milenar, cada dobra vai além do gesto criativo, sendo um símbolo tangível da jornada da existência, onde um simples pedaço de papel carrega consigo a história de uma semente que brotou, cresceu e se transformou em uma majestosa árvore.

APRESENTANDO O MÉTODO AMES

O diferencial do **Método AMES** está no entendimento dos fenômenos formadores da saúde, com reconhecimento da importância crucial da saúde mental como um componente essencial para uma vida plena e satisfatória. Ele não apenas **encoraja as mudanças comportamentais**, mas também as expande, oferecendo um caminho claro para o **cultivo da felicidade, do equilíbrio emocional e da resiliência mental.**

Do que falaremos neste capítulo?

Iremos definir o conceito de Saúde Mental Positiva na promoção da felicidade, explorando a interseção entre o movimento da Psiquiatria Positiva, a moderna abordagem da Medicina do Estilo de Vida (MEV) e o inovador Método AMES. Nosso objetivo é mergulhar na compreensão dessas abordagens integrativas, destacando como a sinergia entre os pilares da Medicina do Estilo de Vida e o foco do Método AMES na saúde emocional e mental oferece uma visão mais abrangente do cuidado com o paciente.

Exploraremos os fundamentos da Medicina do Estilo de Vida, destacando seus pilares essenciais e seu impacto na prevenção e no tratamento de doenças. Ao longo deste capítulo, examinaremos as correlações entre hábitos saudáveis, mudanças no estilo de vida e seu impacto não apenas na saúde física, mas também na saúde mental e emocional. Veremos como a integração entre a MEV e o Método AMES oferece uma perspectiva enriquecedora para a prática médica, incentivando não apenas a cura de doenças, mas a promoção ativa do bem-estar global do indivíduo.

Prepare-se para uma jornada em que a saúde se expande para além da ausência de enfermidades, abraçando a vitalidade emocional e mental como componentes essenciais da plenitude humana.

Apresentando o Método AMES

O **Método AMES** é uma abordagem que se fundamenta nas práticas referentes ao comportamento e ao estilo de vida com foco na promoção da Saúde Mental, especialmente no que denominamos de **Saúde Mental Positiva,** cujo embasamento consiste não somente no tratamento de transtornos ou sofrimentos psíquicos, mas, principalmente, na **promoção do bem-estar e da felicidade**. Queremos ampliar o reconhecimento da conexão intrínseca entre determinados hábitos cotidianos, como **alimentação consciente, exercício físico, sono reparador e práticas meditativas**, como responsáveis pela saúde em sua concepção original definida pela Organização Mundial da Saúde (OMS): *"um estado de completo bem-estar físico, mental e social e não apenas a ausência de doença".*

À medida que avançamos no entendimento da interseção entre estilo de vida e saúde mental, torna-se cada vez mais imperativo desenvolver abordagens não medicamentosas para a promoção do bem-estar mental e também como terapia complementar para transtornos psiquiátricos. O Método AMES apresenta uma abordagem integral, que visa não apenas fortalecer a saúde mental, mas também promover a felicidade e o bem-estar por meio de quatro pilares fundamentais: **Alimentação Consciente, Meditação, Exercício Físico e Sono Reparador.**

1. **Alimentação Consciente**: dentro do Método AMES, a alimentação é vista como uma base essencial para o equilíbrio mental e emocional. Esta dimensão prioriza não apenas a nutrição física, mas também o impacto dos alimentos na saúde mental e no funcionamento cerebral.

2. **Meditação**: a ênfase recai sobre a meditação *mindfulness*, que promove a consciência do momento presente, reduz o estresse e fortalece a resiliência emocional. Esta prática é uma ferramenta poderosa para cultivar a tranquilidade mental e a felicidade interior, além de possuir diversos efeitos biológicos comprovados em nossa fisiologia.

3. **Exercício Físico**: no Método AMES, o exercício físico é considerado crucial não apenas para a saúde do corpo, mas também para a saúde da mente e do Sistema Nervoso Central. A prática regular de atividade física está associada não apenas ao bem-estar físico, mas também à redução do estresse, melhora do humor e aumento da sensação de felicidade.

4. **Sono Reparador**: a qualidade do sono desempenha um papel vital na saúde mental e no bem-estar geral. O Método AMES enfatiza a importância de estabelecer rotinas saudáveis de sono para garantir um descanso restaurador. Um sono de qualidade é essencial para promover a felicidade e para o manejo de questões relacionadas à saúde mental.

Nos próximos capítulos, nosso foco será aprofundar o entendimento sobre o impacto desses aspectos do estilo de vida na saúde mental e no bem-estar emocional. Buscaremos **referenciais sólidos na evidência científica** para embasar nossas recomendações, além de oferecer **orientações práticas** sobre como abordar eficazmente esses temas na prática clínica. Faremos isso fornecendo exemplos concretos de aplicação, estratégias para implementação e métodos comprovados para promover mudanças significativas no estilo de vida, visando não apenas à redução da carga de doenças mentais, mas também o aprimoramento do bem-estar emocional e mental dos indivíduos.

A saúde mental positiva

Ao atentar para ações de saúde mental promovidas pelos profissionais de saúde em geral, pretendemos chamar a atenção para o fato de que a saúde mental exige, necessariamente, um trabalho para além de cuidar das dificuldades emocionais ou levar o paciente a ser "funcional", premissa atual do objetivo de muitos tratamentos em psiquiatria. Ser funcional não garante automaticamente o bem-estar. Muitos de nós podemos ser funcionais, sem sofrimentos ou doenças aparentes, mas ainda assim carecer das emoções de satisfação diária e das experiências enriquecedoras que a vida pode proporcionar.

A proposta de **Saúde Mental Positiva** compreende o estudo das emoções positivas, como um sentimento subjetivo de bem-estar e felicidade, além de traços de personalidade como autoestima, senso de controle e resiliência perante desafios. Também engloba as capacidades de desenvolvimento psicológico, emocional, intelectual, social e espiritual. Marie Jahoda, em 1958, buscou definir a saúde mental positiva mediante atributos como percepção eficiente da realidade, autoconhecimento, controle voluntário do comportamento, autoaceitação, habilidade para estabelecer relacionamentos afetivos e produtividade.

Nesse contexto, o advento da **Psicologia Positiva** direcionou um olhar mais profundo ao estudo do funcionamento humano ótimo, explorando construtos psicológicos como otimismo, amor, inteligência emocional, criatividade e esperança, além da valorização de experiências subjetivas positivas e das forças e virtudes individuais. A Psicologia Positiva, concebida principalmente por **Martin Seligman** e **Mihaly Csikszentmihalyi**, se diferencia da psicologia tradicional por focar no estudo das forças e virtudes humanas, buscando entender não apenas as patologias mentais, mas também os aspectos positivos do funcionamento psicológico humano. Como uma extensão desses conceitos no campo da medicina, a **Psiquiatria Positiva**, que tem seu desenvolvimento atribuído a profissionais como **Dilip Jeste** e **Barton Palmer** no início dos anos 2000, passa a se concentrar também no estudo e na promoção dos aspectos positivos da saúde mental.

> **Características como gratidão, resiliência, otimismo e propósito de vida devem ser concebidas como elementos essenciais para uma vida plena e significativa.**

Salientamos que o **sofrimento psicológico** não está limitado àqueles que receberam um diagnóstico específico, mas é algo presente na vida de todas as pessoas, de formas distintas. **A Saúde Mental Positiva busca proporcionar aos indivíduos experiências mais frequentes de emoções agradáveis ou positivas.** Essa abordagem é crucial para promover a saúde das pessoas, priorizando emoções relacionadas ao bem-estar psicológico em oposição a um modelo centrado na doença.

Em definição da Organização Mundial da Saúde (2022, p. 11, tradução nossa):

> Saúde mental e bem-estar são fundamentais para a qualidade de vida, permitindo que as pessoas vivenciem a vida de maneira significativa e sejam cidadãos criativos e ativos. A saúde mental é um componente essencial da coesão social, produtividade, paz e estabilidade no ambiente de convivência, contribuindo para o capital social e desenvolvimento econômico nas sociedades.

Felicidade e bem-estar

A **felicidade** e o **bem-estar** são conceitos multidimensionais que têm sido explorados sob várias perspectivas, abrangendo desde definições filosóficas até investigações científicas. Para profissionais da saúde, compreender esses conceitos é fundamental, pois impactam diretamente a saúde e a qualidade de vida dos indivíduos.

Filosoficamente, a felicidade é frequentemente considerada como um estado subjetivo de satisfação e contentamento geral com a vida. No entanto, essa definição pode variar amplamente entre culturas e indivíduos. A busca pela felicidade está ligada à realização pessoal, propósito de vida e conexões significativas com os outros e com o ambiente. No contexto social contemporâneo, a felicidade muitas vezes é associada à conquista material, ao sucesso profissional ou à aparência física, mas há uma crescente compreensão de que esses fatores externos têm um papel limitado na determinação da verdadeira felicidade. Pesquisas sugerem que fatores como relações sociais, senso de propósito, autonomia, conexão com a comunidade e práticas de autocuidado desempenham um papel vital no bem-estar emocional.

Evidências científicas corroboram essa ideia, mostrando que a felicidade está associada não apenas a um estado emocional positivo, mas também a benefícios tangíveis para a saúde física e mental. Estudos indicam que níveis mais altos de felicidade estão relacionados a uma melhor saúde cardiovascular, sistema imunológico mais robusto e maior longevidade. Além disso, a prática de hábitos saudáveis, como exercícios físicos, alimentação equilibrada e sono adequado, está correlacionada a uma maior sensação de bem-estar.

Estratégias como promoção de hábitos saudáveis, aconselhamento sobre relações interpessoais positivas e incentivo ao desenvolvimento de resiliência emocional podem desempenhar um papel fundamental na melhoria do bem-estar geral. Assim, explorar a felicidade e o bem-estar não apenas no âmbito conceitual, mas também na prática clínica, abre portas para um cuidado em saúde mais abrangente, capaz de promover não só a ausência de doença, mas também a presença de uma vida com significado, conexões significativas e realização pessoal.

A Medicina do Estilo de Vida

Com o acúmulo de fortes evidências científicas nos últimos anos, um grande movimento "pró-saúde" vem ganhando força dentro da arte de cuidar. Na medicina, o conhecimento de que os hábitos diários influenciam direta ou indiretamente o processo saúde-doença não é novo; no entanto, o foco da atuação médica ainda reside no tratamento de sintomas e no uso de medicações, sem, muitas vezes, se atentar para o que ocorre fora do consultório médico. Nesse contexto, a **Medicina do Estilo de Vida (MEV)** desponta como uma proposta inovadora para todas as especialidades médicas e também para os profissionais de saúde em geral.

Um dos pioneiros nessa proposta foi **James Rippe**, médico norte-americano que lançou, em 1999, o primeiro livro-texto da especialidade, intitulado *Lifestyle Medicine*. Segundo as palavras do autor, a MEV pode ser compreendida como: "a integração de práticas de estilo de vida à prática da medicina moderna para diminuir os fatores de risco para doenças crônicas e/ou, se a doença estiver presente, servir como terapia adjuvante" (Rippe, 1999). Em 2004, é fundado o *American College of Lifestyle Medicine*, hoje um dos principais órgãos da especialidade. Neste contexto, vale citar também a publicação em 2010 do artigo *Physician Competencies for Prescribing Lifestyle Medicine* na prestigiada revista científica JAMA (*Journal of the American Medical Association*), considerado um marco durante o processo de consolidação da MEV no meio científico.

A **transição epidemiológica observada nos últimos anos**, com declínio das doenças infectocontagiosas e aumento das doenças crônicas não transmissíveis, também denominadas doenças relacionadas ao estilo de vida (como síndrome metabólica, diabetes tipo 2, doenças cardiovasculares, câncer, demências, entre outras), deixa evidente a necessidade de intervenções mais efetivas com foco em suas verdadeiras causas primárias. A Medicina do Estilo de Vida surge com o diferencial de prescrever alterações do estilo de vida como tratamento primário (e mais importante) na condução de doenças. Medicação pode ser prescrita, mas a ênfase é na mudança de hábitos. Seu foco de atuação encontra-se nos hábitos diários e nos comportamentos do indivíduo, estando suas orientações, obrigatoriamente, baseadas em evidências científicas de qualidade. Não deve ser compreendida como um antagonismo à medicina tradicional, porém como uma prática complementar e sinérgica. Enquanto a primeira tem foco na doença propriamente dita, a outra se concentra nas causas do adoecimento. As habilidades da MEV, na realidade, se aplicam a todas as especialidades médicas.

Nessa abordagem, há também grande ênfase para **ações de educação em saúde**. Indivíduo e comunidade são encorajados a desenvolver autonomia para se tornarem ativos no processo de transformação da saúde. O paciente é um parceiro ativo no cuidado. A utilização de técnicas motivacionais permite alcançar o paciente no seu dia a dia. De nada valem orientações gerais como *"coma melhor"* ou *"faça mais atividade física"* se o indivíduo não consegue aplicá-los na prática. **Muitas vezes, a orientação é simples, porém difícil de ser aplicada sem a ajuda de profissionais**. O profissional da saúde deve se preocupar não somente com a prescrição e as orientações concedidas em consultório, mas também na aplicabilidade das mesmas na realidade do paciente e, talvez até mais importante, na manutenção dos hábitos em longo prazo. Dietas muito restritivas ou planejamentos complexos podem funcionar por alguns dias ou semanas, mas dificilmente serão incorporados à rotina diária de uma vida inteira.

Tabela 1 – Pilares de atuação da Medicina do Estilo de Vida

Pilares de atuação da Medicina do Estilo de Vida	
Nutrição	Alimentação saudável, com preferência para alimentos de origem vegetal, naturais e integrais. Minimizar consumo de alimentos de origem animal e ultraprocessados. Em inglês, a abordagem é conhecida como *Whole food, plant-based diet* (WFPB diet).
Atividade física	Combate ao sedentarismo, estímulo à prática de exercícios físicos e também da atividade física não esportiva.
Manejo do estresse	Auxiliar os pacientes a reconhecer respostas negativas ao estresse. A maneira de lidar com o estresse influencia diretamente o adoecimento.
Sono	Estimular o sono saudável e reparador, identificando e tratando hábitos de sono, influências ambientais e possíveis distúrbios do sono.
Controle de tóxicos	Álcool e tabaco são as principais drogas lícitas da nossa sociedade. Alcoolismo e tabagismo possuem tratamento e abordagem médica eficazes.
Relacionamentos	Conectividade social é componente essencial da resiliência e da saúde em geral. Indivíduos com fortes conexões sociais tendem a ser mais saudáveis e longevos, sendo o isolamento social associado com maior chance de desenvolver doenças e de morte prematura.

Fonte: adaptado de Kelly & Shull (2019)

Por que Estilo de Vida?

Não há dúvidas: hábitos saudáveis e mudanças do estilo de vida são os principais determinantes da saúde. Dentre as principais causas de óbito no Brasil, segundo dados do Ministério da Saúde, as principais são relacionadas ao estilo de vida: doença isquêmica do coração, doença cerebrovascular, Alzheimer e outras demências, doença pulmonar obstrutiva crônica, diabetes mellitus, doença renal crônica e cirrose hepática. **Estima-se que 80% de todas as mortes prematuras sejam atribuíveis a apenas três fatores: tabaco, dieta e falta de atividade física.** Segundo dados americanos, 75% das pessoas se alimentam com poucas frutas e vegetais, enquanto 80% não fazem atividade física suficiente. Outro dado que reforça a importância do estilo de vida no adoecimento: até 33% dos cânceres mais comuns podem ser prevenidos, quando fatores como tabagismo, alcoolismo, inatividade física, dieta e obesidade são controlados.

No estudo multicêntrico europeu EPIC-Potsdam, cerca de 23 mil pessoas foram acompanhadas pelo período de 8 anos para se determinar o risco de desenvolverem doenças crônicas. Para aqueles que possuíam um estilo de vida mais saudável, para o estudo: não fumantes, dentro do peso ideal (IMC < 30 kg/m^2), que se exercitavam regularmente (mais que 210 minutos por semana) e se alimentavam de uma dieta rica em frutas, vegetais e grãos integrais e com baixo consumo de carne, diversos benefícios foram documentados. Observou-se redução de 78% do risco para doenças crônicas, 93% para diabetes, 81% para infarto agudo do miocárdio e 50% para acidente vascular cerebral. Incrível, não?

Não há dúvidas: hábitos saudáveis e mudanças do estilo de vida são os principais determinantes da saúde.

Um estilo de vida saudável altera, inclusive, a expressão genética, por meio de um mecanismo denominado **epigenética**. Os mecanismos epigenéticos mais amplamente estudados são a metilação do DNA, as modificações pós-traducionais em histonas e os microRNAs. As mudanças epigenéticas envolvem alterações químicas no DNA e na cromatina, atuando como modificadores da expressão gênica (estimulam ou inibem a expressão de determinados genes). **A informação epigenética é hereditária, porém pode ser modificada por diversos fatores ambientais**, especialmente pela dieta. Mudanças do estilo de vida influenciam também outras vias fisiopatológicas, como redução da resistência insulínica, redução da inflamação sistêmica e redução do estresse oxidativo.

Saúde mental e estilo de vida: um novo paradigma para o bem-estar integral

Saúde mental representa um conjunto intrincado de experiências que vão além de um estado puramente saudável ou doente. Ela se entrelaça com todos os aspectos da vida humana, sendo fundamental para o florescimento pessoal, comunitário e até mesmo para o progresso socioeconômico. Entender a saúde mental como um *continuum*, que varia de um ótimo estado de bem-estar a estados de sofrimento emocional incapacitante, é essencial para o enfoque global que demanda a abordagem contemporânea. É fundamental rejeitar a ideia de que saúde mental se define apenas pela presença ou ausência de distúrbios mentais, expandindo nossa compreensão para uma **visão mais ampla do bem-estar psicológico.**

No contexto do **tratamento integral de distúrbios psiquiátricos,** cresce a base de evidências científicas que sustentam a importância do estilo de vida na saúde mental. Não se trata apenas de abordagens farmacológicas ou terapias convencionais, mas de incorporar elementos como atividade física regular, nutrição adequada, abandono do tabagismo e melhorias na qualidade do sono. Estas práticas se alinham ao entendimento contemporâneo dos fatores de risco, que englobam, tradicionalmente, genética, traços de personalidade, influências socioeconômicas e estresses na infância. Reconhece-se cada vez mais que um estilo de vida pouco saudável não apenas prejudica a saúde física, mas também desempenha um papel significativo nos problemas de saúde mental.

Tabela 2 – Fatores protetores e de risco para saúde mental

Fatores protetores Melhoram a saúde mental	Fatores de risco Prejudicam a saúde mental
	• Fatores genéticos
	• Dietas não saudáveis
• Fatores genéticos	• Abuso de álcool e outras drogas
• Atividade física	• Obesidade e outros fatores metabólicos
• Boa saúde física	• Doenças crônicas
• Habilidade emocionais e sociais	• Deficiência de vitamina D
• Autoestima	• Distúrbios do sono
• Adequada nutrição perinatal	• Abuso sexual e violência
• Adequado suporte social	• Uso de substâncias pela mãe durante a gravidez
• Contato com a natureza	• Bullying
	• Ambientes urbanos

Fonte: adaptado de WHO (2012) e Arango *et al.* (2021)

Diretrizes médicas de grande impacto, como as da *Royal Australian and New Zealand College of Psychiatrists* (RANZCP), refletem essa evolução, incorporando medidas de estilo de vida como parte integrante do manejo dos transtornos do humor. O **foco em cuidados dietéticos, exercícios físicos e saúde do sono** não é mais uma opção secundária, mas um componente essencial para a abordagem terapêutica.

Os números revelam uma realidade inquietante: mais de 50 milhões de adultos nos Estados Unidos vivenciaram doenças mentais em 2019, principalmente os mais jovens (Merlo; Vela, 2021). Os custos globais associados a distúrbios mentais ultrapassaram estimativas astronômicas, chegando a aproximadamente 2,5 trilhões de dólares em 2010, com mais da metade representada por custos indiretos, como absenteísmo e redução da produtividade (Trautmann *et al.*, 2016). Além do impacto econômico significativo, as doenças mentais corroeram o tecido social, afetando a longevidade, o progresso educacional e os relacionamentos no ambiente de trabalho. Nos Estados Unidos, tornaram-se a principal causa de incapacidade, respondendo por quase 20% dos anos perdidos devido à incapacidade e mortalidade precoce. Os transtornos neuropsiquiátricos apresentam-se como um dos desafios mais prementes da sociedade contemporânea. Nesse cenário, desenvolver estratégias preventivas eficazes torna-se não apenas uma necessidade, mas um imperativo para as práticas de saúde.

Diversas diretrizes médicas já enfatizam a importância de medidas envolvendo o estilo de vida no manejo dos transtornos do humor, a exemplo da *Royal Australian and New Zealand College of Psychiatrists* (RANZCP), cuja diretriz de 2020 aborda medidas como cuidados dietéticos, exercícios físicos e saúde do sono como **medidas terapêuticas não negociáveis.**

Globalmente, de acordo com dados da Organização Mundial da Saúde (OMS), os **distúrbios mentais** se tornaram a principal causa de anos vividos com incapacidade, representando 15,6% do total global. Os transtornos ansiosos e depressivos se destacam, representando 31% e 28,9% do total de distúrbios, respectivamente. A ampliação do foco nos distúrbios mentais adquire maior relevância após o período de confinamento da **pandemia do coronavírus Sars-Cov-2**. Estudos indicam uma deterioração na saúde mental, nos padrões alimentares e na prática esportiva após esse período (Garre-Olmo *et al.*, 2020). De fato, de acordo com estatísticas recentes, entre 2019 e 2020, houve um aumento de 28% na prevalência de transtorno depressivo maior e de 26% nos transtornos de ansiedade, principalmente entre os jovens.

Fatores de estilo de vida desempenham um papel crucial na saúde mental, influenciando sua prevenção, etiologia e também tratamento. De fato, fatores comportamentais destacam-se como a principal contribuição para o crescente fardo das doenças neuropsiquiátricas, superando inclusive fatores metabólicos e ambientais. É evidente também que a saúde mental desempenha um papel-chave na capacidade de realizar mudanças comportamentais duradouras. Existe uma **relação bidirecional entre saúde mental e estilo de vida**, onde um impacta o outro de forma contínua.

A prática clínica em saúde mental atualmente se depara com o desafio de reduzir a carga populacional de doenças mentais, buscando estratégias adicionais. As **dietas não saudáveis** e outras formas de má nutrição emergem como fatores primordiais associados ao aumento na incidência de doenças crônicas não transmissíveis, sendo o acesso crescente a alimentos altamente calóricos e baratos, ricos em sal, açúcares, gorduras saturadas e trans, um fenômeno recente que desempenha um papel central nessa tendência. Nesse contexto, a **prática regular de exercícios físicos** também se destaca como um elemento crucial. Evidências substanciais demonstram que o exercício não apenas está associado a uma melhor saúde mental em geral, mas também exerce efeitos positivos em pacientes com uma variedade de condições.

A **meditação** também se destaca como uma prática de estilo de vida que oferece benefícios multifacetados. Seus efeitos vão além dos benefícios para a saúde mental, abrangendo melhorias na autoestima e na regulação emocional. Estudos recentes demonstraram que a meditação não apenas influencia positivamente a saúde mental, mas também impacta parâmetros físicos objetivos, como frequência cardíaca, pressão arterial, frequência respiratória e função imunológica. Outro fator essencial é a **qualidade do sono**, cuja relevância é frequentemente subestimada. Problemas relacionados aos distúrbios do sono são altamente prevalentes. Aproximadamente um terço da população geral enfrenta sintomas de insônia. A relação entre sono e saúde mental é bidirecional e complexa. Uma má qualidade do sono não apenas contribui para o surgimento e a recorrência de transtornos mentais, mas também desempenha um papel crucial na sua manutenção. Nos próximos capítulos, iremos nos aprofundar em cada um destes itens.

O profissional como motivador das mudanças

Pacientes que realizam mudanças comportamentais frequentemente referem que foram influenciados pelos conselhos de seu médico. Desse modo, não se pode subestimar o enorme potencial das recomendações oferecidas pelos profissionais da saúde. Alguns estudos, inclusive, citam o aconselhamento médico como um importante motivador para a realização de tentativas de perda de peso, o mesmo ocorrendo também com relação à prática de atividade física.

A mudança de estilo de vida deve começar pelo médico, uma vez que hábitos não saudáveis impactam os conselhos que os médicos dão a seus pacientes. Evidências demonstram que médicos que se exercitam são mais propensos a aconselhar seus pacientes a se exercitarem; médicos que não fumam são mais propensos a enfatizar os riscos do tabagismo. Outra observação bem curiosa: profissionais possuem uma maior tendência de registrar um diagnóstico de obesidade e discutir o assunto quando percebem que o peso do paciente é maior do que o seu próprio.

Profissional da saúde: a mudança de estilo de vida deve começar por você!

Lembrem-se: a premissa para a prática da Medicina do Estilo de Vida é o **autocuidado**. Quando o profissional trilha caminhos mais saudáveis, já vivenciou na própria experiência os obstáculos encontrados durante o processo de mudança comportamental. Dicas de culinária, receitas práticas para o dia a dia, grupos de apoio, uma ou outra marca de congelados saudáveis, um professor de educação física ou um grupo de prática de ioga no parque, tudo é convertido em ferramentas para auxiliar ao paciente durante seu processo. Compartilhar experiências próprias ou de outros pacientes (desde que respeitando as normas éticas de sigilo e de proteção de dados) também é uma abordagem válida e positiva no processo terapêutico.

Para uma boa prática, o profissional deve buscar aprimorar as **competências de liderança** e também suas **habilidades de gerenciamento**. Líderes devem incentivar a adoção de comportamentos saudáveis em diversos ambientes, como na escola, no trabalho e na própria casa. Habilidades de liderança podem incluir ações de educação em saúde para a comunidade e também um diálogo com políticos e pessoas formadoras de opinião para conscientizar sobre a importância de um estilo de vida saudável. A formação de vínculo terapêutico com paciente, família e comunidade, ações de referência e contrarreferência entre profissionais e serviços e o suporte interdisciplinar são componentes fundamentais do que se denomina habilidades de gerenciamento. O profissional deve colaborar com o indivíduo para desenvolverem, juntos, planos de ação específicos e de relevância comprovada para a saúde.

Ao desenvolver essas habilidades, o profissional da saúde rompe o paradigma tradicional de autoridade e passa a se posicionar como parceiro e colaborador dos processos de mudança. A figura do médico detentor de todas as soluções e respostas dá lugar ao profissional que aprende em conjunto com o paciente e com a comunidade, transformando o indivíduo em um componente ativo do processo, sendo o verdadeiro responsável por sua própria saúde. Na tabela a seguir, algumas características do **novo profissional da saúde** em contraposição com a formação tradicional.

Tabela 3 – Habilidades do novo profissional da saúde

Formação tradicional	Nova proposta
Autoridade	Parceiro, colaborador
Responsável pela saúde do paciente	Paciente é responsável pela sua saúde
Resolve problemas	Encoraja possibilidades
Foca no que está errado	Foca no que está certo
Tem as respostas	Aprende com as histórias dos pacientes

Fonte: adaptado de Góis *et al.* (2019)

Considerações finais

A integração do Método AMES com os fundamentos da Medicina do Estilo de Vida representa um marco significativo na compreensão da saúde integral. Ao combinar os pilares da MEV com uma abordagem centrada na felicidade, bem-estar emocional e saúde mental, o Método AMES reforça a ideia de que a saúde não se limita apenas à ausência de doenças, mas engloba a promoção ativa do bem-estar.

Ao reconhecer que hábitos saudáveis e mudanças no estilo de vida são os principais determinantes da saúde, tanto física quanto mental, o Método AMES propõe uma jornada em direção a uma vida plena e satisfatória. Essa abordagem integrativa pode oferecer resultados impactantes não apenas no tratamento de enfermidades, mas também na prevenção e no fortalecimento do bem-estar global de cada indivíduo, transformando a jornada da saúde em um caminho de realização pessoal e coletiva.

Livros para ampliar seu repertório

1. *Psicologia Positiva e Psiquiatria Positiva: a ciência da felicidade na prática clínica* (Manole, 2020) – organizado por Leonardo Machado e Lina Matsumoto. No Capítulo 4, o médico Nilo Torturella apresenta o conceito da Psiquiatria Positiva, do Método AMES e sua relevância para a saúde mental.

2. *Medicina do Estilo de Vida* (Editora dos Editores, 2022) – por Adriana Katekawa e outros autores renomados. Aborda os pilares da medicina do estilo de vida em profundidade.

3. *Psiquiatria do Estilo de Vida. Guia Prático Baseado em Evidências* (Manole, 2021) – organizado por Ana Paula Lopes Carvalho, Beny Lafer e Felipe Barreto Schuch. Este livro traz as evidências da literatura médico-científica sobre as intervenções, com base no estilo de vida e nos hábitos diários, que têm impacto na prevenção e no tratamento de transtornos psiquiátricos, seja como terapia isolada ou adjuvante.

Referências

ABID, A. *et al.* Are healthcare professionals advising obese patients to lose weight? A trend analysis. *MedGenMed*. 2005; 7(4):10.

ABRAMSON, S. *et al.* Personal exercise habits and counseling practices of primary care physicians: a national survey. *Clin J Sport Med*. 2000 Jan;10(1):40-8.

BARRY, M. M. Addressing the Determinants of Positive Mental Health: Concepts, Evidence and Practice. *International Journal of Mental Health Promotion*, 11(3), 4-17, 2009.

GÓIS, A. F. T. *et al. Médicos na Cozinha*. São Paulo: Editora dos Editores, 2019.

GOODARZ, D. *et al.* The preventable causes of death in the United States: comparative risk assessment of dietary, lifestyle, and metabolic risk factors. *PLoS Medicine*, 2009, 6(4), e1000058.

FORD, E. S. *et al.* Healthy living is the best revenge: findings from the European Prospective Investigation Into Cancer and Nutrition–Potsdam study. *Archives of Internal Medicine*, 2009,169*(15), 1355-1362.

FONTAINE, K. R.; BARTLETT, S. J.; ESTES, J. L. *et al.* Are overweight and obese adults with arthritis being advised to lose weight? *J Clin Rheumatol*. 2006;12(1):12-15.

FRANK, E.; DRESNER, Y.; SHANI, M.; VINKER, S. The association between physicians' and patients' preventive health practices. *CMAJ*. 2013 May 14;185(8):649-53.

FRANK, E.; ROTHENBERG, R.; LEWIS, C.; BELODOFF, B. F. Correlates of physicians' prevention-related practices. Findings from the Women Physicians' Health Study. *Arch Fam Med*. 2000 Apr;9(4):359-67.

GALUSKA, D. A.; WILL, J. C.; SERDULA, M. K.; FORD, E. S. Are health care professionals advising obese patients to lose weight? *JAMA*. 1999;282(16):1576-1578.

GIBNEY, M. J. *et al.* Epigenetics and nutrition. *Public Health Nutrition*, 2010, 13(3), 231-232.

HELFAND, B. K.; MUKAMAL, K. J. Healthcare and lifestyle practices of healthcare workers: do healthcare workers practice what they preach? *JAMA Intern Med*. 2013 Feb 11;173(3):242-4.

HUANG, J. *et al.* Physicians' weight loss counseling in two public hospital primary care clinics. *Acad Med*. 2004;79(2):156-161.

KELLY, J.; SHULL, J. *Foundations of Lifestyle Medicine Board Review Manual*. 2nd ed. American College of Lifestyle Medicine, 2019.

LIANOV, L. S. *et al.* Lifestyle Medicine Core Competencies: 2022 Update. *American Journal of Lifestyle Medicine*. 2022;16(6):734-739.

MACHADO, L.; MATSUMOTO, L. S. *Psicologia Positiva e Psiquiatria Positiva: a ciência da felicidade na prática clínica*. Barueri: Manole, 2020.

McMICHAEL, A. J. *et al.* (2008). Globalization, climate change, and human health. *New England Journal of Medicine*, 369(1), 15-27.

MOKDAD, A. H. *et al.* Actual causes of death in the United States, 2000. *JAMA*, 2000, 291(10), 1238-1245.

OBERG, E. B.; FRANK, E. Physicians' health practices strongly influence patient health practices. *J R Coll Physicians Edinb*. 2009 Dec;39(4):290-1.

READY, A. E. *et al.* The response of obese females to low impact exercise: cardiorespiratory, psychological, and metabolic parameters. *Int J Obes*. 1989;13(4):403-416.

RIPPE, J. M. *Lifestyle Medicine*. Hoboken: Wiley-Blackwell, 1999.

ROSE, S. A. *et al.* Physician weight loss advice and patient weight loss behavior change: a literature review and meta-analysis of survey data. *Int J Obes* (Lond). 2018;42(1):131-143.

SELIGMAN, M. E. P.; CSIKSZENTMIHALYI, M. Positive psychology: An introduction. *American Psychologist*, 2000, 55(1), 5–14.

WORLD HEALTH ORGANIZATION. *World mental health report: transforming mental health for all.* Geneva: World Health Organization, 2022. Licence: CC BY-NC-SA 3.0 IGO.

YEH, B. I.; KONG, I. D. The Advent of Lifestyle Medicine. *J Lifestyle Med.* 2013 Mar;3(1):1-8. Epub 2013 Mar 31. PMID: 26064831; PMCID: PMC4390753.

Parte 2
NUTRIÇÃO COM O PROPÓSITO DO BEM-ESTAR

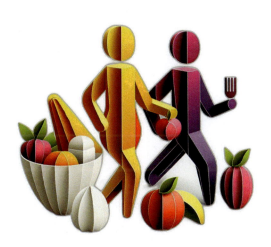

ALIMENTAÇÃO CONSCIENTE

A gente não quer só comida.
a gente quer comida,
diversão e arte.
(Arnaldo Antunes)

Stéphane Audran, atriz francesa falecida em 2018, foi protagonista do filme dinamarquês **A festa de Babette**, premiado com o Oscar em 1988 como Melhor Filme Estrangeiro, com roteiro adaptado do conto de Karen Blixendo.

A história se passa no final do século XIX, em um pequeno povoado de pescadores que preserva uma tradição rígida e inflexível, onde o prazer é considerado pecado, liderada por um pastor luterano e seguida por suas duas filhas solteiras. Babette, fugindo da repressão francesa, pede refúgio a elas em troca de trabalhos domésticos. Alguns anos se passam e Babette recebe uma fortuna que ganha na loteria e resolve gastar todo o dinheiro em um autêntico banquete francês que oferece aos membros da rígida comunidade religiosa. Seu banquete emociona os convidados, que não se contêm nas evidentes expressões reprimidas de satisfação, libertam o prazer aprisionado e se tornam mais leves e felizes durante o jantar que desfrutam.

O elo entre comida, prazer e bem-estar psicológico tem sido objeto de crescente interesse na comunidade científica. No âmbito biológico, os nutrientes consumidos parecem contribuir não somente para a saúde física, mas também para a saúde emocional e cognitiva e, consequentemente, para o bem-estar. Destaca-se, ainda, a interpretação da alimentação e seus contextos associados por meio do viés histórico, cultural e social.

Do que falaremos neste capítulo?

Desde tempos remotos, a alimentação desempenha um papel crucial na saúde humana, e recentes avanços na pesquisa têm elucidado os intricados mecanismos pelos quais os alimentos influenciam as funções cognitivas e emocionais. Nesse contexto, discutiremos não apenas os efeitos dos macro e micronutrientes, mas também a influência de compostos bioativos presentes nos alimentos na promoção da saúde mental, particularmente na saúde mental positiva e no bem-estar subjetivo.

Exploraremos ainda a utilidade de nutrientes e compostos bioativos, investigando seu potencial como complemento terapêutico no manejo de transtornos psiquiátricos, bem como a segurança e os desafios associados à sua prescrição. Além disso, analisaremos a abordagem inovadora da Medicina Culinária, que busca integrar a ciência nutricional com a prática culinária para promover mudanças sustentáveis nos hábitos alimentares, visando não apenas a nutrição física, mas também o prazer e a saúde mental.

Ao longo deste capítulo, iremos nos aprofundar nos recentes estudos e nas reflexões sobre a conexão entre nutrição e saúde mental, buscando compreender e contextualizar a importância vital da alimentação na promoção do bem-estar. Ao final, disponibilizamos extensa lista de referências bibliográficas, com os principais estudos científicos da última década sobre o tema. Também selecionamos alguns materiais de livros que podem contribuir para a consolidação do seu conhecimento.

Alimentação e saúde mental: uma perspectiva abrangente

Nos últimos anos, a crescente ênfase nas investigações sobre os efeitos da nutrição na saúde mental tem revelado uma conexão inegável entre **alimentação** e **bem-estar psicológico**. O consenso estabelecido pela *International Society for Nutritional Psychiatry Research* ecoa um alerta pertinente: os tratamentos atuais para transtornos mentais mostram resultados muitas vezes pouco satisfatórios, e as intervenções preventivas carecem de atenção adequada. Isso incita uma busca urgente por alvos modificáveis para reduzir a incidência desses transtornos, destacando a dieta e a nutrição como pilares fundamentais nesse processo.

Estudos robustos têm enfatizado **correlações sólidas entre uma alimentação saudável e o bem-estar mental**. Dietas enriquecidas com polifenóis, gorduras poli-insaturadas e suplementos vitamínicos têm sido associadas a efeitos positivos em saúde mental, humor, percepção do estresse e redução da neuroinflamação, conforme corroborado por diversas pesquisas (Adan *et al.*, 2019). Não apenas isso, dietas de qualidade na vida adulta, em especial o consumo regular de polifenóis e antioxidantes, têm demonstrado uma associação significativa com um menor risco de declínio cognitivo com o avançar da idade (Anton *et al.*, 2014; Smyth *et al.*, 2015). Estudos destacam a profunda influência da ingestão nutricional na liberação de neurotransmissores, impactando diretamente a regulação do humor. Certos alimentos reconhecidos como **"superalimentos" para o cérebro** ou que afetam cognição e humor incluem castanhas-do-pará, peixes ricos em ômega-3, aveia, bananas, lentilhas, aves, espinafre, quinoa e chocolate amargo. Por outro lado, **dietas ocidentais ricas em gorduras e açúcares** podem estar associadas ao declínio cognitivo e a manifestações de comportamento ansioso (Attuquayefio *et al.*, 2017; Peris-Sampedro *et al.*, 2019).

Estudos recentes, como o realizado por Martin e colaboradores (2023), investigaram como a dieta pode influenciar diretamente o nosso humor e a diversidade do nosso microbioma intestinal. Descobriram que uma dieta com maior teor de gorduras saudáveis e proteínas está relacionada a um aumento do bem-estar e a uma redução na ansiedade e depressão. Em contrapartida, o aumento no consumo de carboidratos parece diminuir a felicidade, aumentando os níveis de ansiedade e depressão. Além disso, uma dieta com fibras e menos calorias se correlaciona com uma maior diversidade no microbioma intestinal, que, por sua vez, parece estar ligada a menos ansiedade e depressão.

Curiosamente, mudanças no humor muitas vezes afetam as preferências alimentares, com pessoas tristes optando por "alimentos reconfortantes" em detrimento de alternativas mais saudáveis, destacando a relação direta entre emoções e escolhas dietéticas. Outras pesquisas, como a de Jyväkorpi *et al.* (2018) e Lesani *et al.* (2016), destacam que o **consumo de frutas, vegetais e até mesmo fazer refeições regulares** estão associados a um maior bem-estar e felicidade percebida.

Estas descobertas têm implicações significativas no campo da saúde mental, reforçando a importância da nutrição como um componente-chave na prevenção e no manejo de transtornos mentais, além da promoção do bem-estar global. A interseção entre dieta e saúde mental oferece perspectivas promissoras, sustentando a necessidade de intervenções nutricionais específicas para aprimorar a saúde psicológica e cognitiva ao longo da vida.

O atual cenário das dietas ocidentais

O contexto contemporâneo do **padrão alimentar ocidental** traz à tona preocupações substanciais relacionadas à nutrição e sua relação com a saúde mental. Apesar do aumento no consumo de calorias, é frequente a deficiência de macro e micronutrientes, juntamente com a ingestão insuficiente de fibras e vegetais, o que pode desempenhar um papel significativo no desenvolvimento de doenças psiquiátricas, incluindo a depressão (Parker;

Goldman; Moshfegh, 2014; Opie *et al.*, 2017). **Fatores de estilo de vida**, como tabagismo, consumo excessivo de álcool e falta de atividade física regular também contribuem para esse cenário preocupante.

Em estudo brasileiro conduzido por Louzada e colaboradores (2022), os autores destacam uma preocupante mudança no padrão alimentar. Durante uma década, observou-se uma redução no consumo de alimentos frescos e minimamente processados, acompanhada por um aumento significativo no consumo de alimentos ultraprocessados. Curiosamente, essa tendência não se limitou a regiões urbanas ou classes sociais mais favorecidas. A análise revelou que o aumento proporcional no consumo de alimentos ultraprocessados foi particularmente notável nas áreas rurais e entre grupos socioeconômicos com menor renda. Essa transição alimentar, embora tenha diminuído as disparidades socioeconômicas no acesso a certos tipos de alimentos, suscitou inquietações sobre a qualidade geral da dieta entre populações mais vulneráveis.

Estudos recentes, como a revisão sistemática de Chen e colaboradores (2021), evidenciam que **dietas com um índice inflamatório mais elevado** estão associadas a um risco aumentado de transtornos psiquiátricos, incluindo sintomas de depressão, ansiedade e angústia. Surpreendentemente, observou-se uma relação linear de dose-resposta entre o aumento do índice inflamatório da dieta, aferido por um instrumento específico no estudo, e um incremento no risco de sintomas depressivos, com um ponto adicional no índice inflamatório associado a um aumento de 6% no risco de depressão. Essas descobertas reforçam a relevância crucial de abordagens nutricionais na prática clínica e nas políticas de saúde pública para promover a saúde mental na população em geral. Pesquisadores da área enfatizam a necessidade de políticas públicas e recomendações nutricionais que promovam padrões alimentares baseados no consumo de vegetais, a exemplo da **dieta mediterrânea**, combinados a um estilo de vida saudável, enfatizando a importância dessa abordagem na prevenção de doenças crônicas em nossa sociedade (Guasch-Ferré; Willett, 2021).

O consumo de **bebidas com açúcar adicionado, como refrigerantes e sucos de caixinha,** demonstrou associar-se a uma maior prevalência de distúrbios mentais, incluindo maior risco de depressão (Hu; Cheng; Jiang 2019; Freije *et al.*, 2021). Em um ensaio clínico conduzido por Aeberli e colaboradores (2011), o consumo moderado de bebidas com açúcar adicionado por apenas 3 semanas resultou em piora do perfil lipídico das partículas de LDL-colesterol, aumento da glicose em jejum e elevação da proteína C reativa ultrassensível, um marcador inflamatório significativo. O aumento exponencial do **consumo de frutose**, principalmente entre adolescentes, devido ao açúcar adicionado em produtos industrializados, como sacarose e xarope de milho com alto teor de frutose, é uma tendência notável nos últimos anos (Havel, 2005). Experimentos em ratos alimentados com uma dieta rica em frutose revelaram uma maior propensão a comportamentos ansiosos e depressivos, além de alterações nos níveis de cortisol (Harrell *et al.*, 2015). Não confundam a frutose utilizada nos produtos industrializados com a frutose presente na fruta *in natura*, seu comportamento no organismo é bem diferente!

Com relação ao consumo de gorduras, estudos indicam que o consumo de **gorduras trans** está relacionado a um maior risco de depressão, enquanto gorduras como **azeite de oliva** e ácidos graxos monoinsaturados e poli-insaturados apresentam efeitos protetores (Sanchez-Villegas *et al.*, 2019).

O que seria uma "alimentação consciente"?

A associação entre um **maior consumo de frutas e vegetais** e níveis elevados de felicidade e bem-estar físico e mental é destacada por vários estudos. Em investigação abrangente com 22.635 adultos europeus, evidenciou-se que o consumo regular de frutas e vegetais está diretamente associado a melhores desfechos em saúde, incluindo aprimoramento da memória a curto e longo prazo, maior qualidade de vida e redução do risco de depressão, mesmo quando controlados outros fatores de estilo de vida (Gehlich *et al.*, 2019). Essas descobertas reforçam o papel crucial da nutrição não apenas no funcionamento físico, mas também na saúde mental dos indivíduos. Além disso, um aumento significativo no **consumo de frutas e vegetais** está associado a um **menor risco de déficit cognitivo e demência** (Jiang *et al.*, 2017). Essas descobertas reforçam que a adoção de uma **dieta baseada em vegetais** pode ser uma estratégia promissora e de baixo risco para manter a saúde cognitiva.

Um estudo recente de Ding e colaboradores (2022), intitulado *Plants, Plants, and More Plants*, destaca a dieta baseada em vegetais como protetora contra o declínio cognitivo, inclusive na doença de Alzheimer. Esse efeito benéfico é atribuído aos **fitonutrientes** presentes em plantas, como vitaminas, antioxidantes e fibras. A revisão ressalta a importância de nutrientes específicos, como vitaminas do complexo B, vitamina K, vitamina C, vitamina E e fibras, demonstrando seus mecanismos de ação e seus impactos na saúde cerebral. Por exemplo, folato, piridoxina e cobalamina influenciam o metabolismo da homocisteína, prejudicial à saúde cerebral. A vitamina K possui efeitos anti-inflamatórios e antiapoptóticos no Sistema Nervoso Central, além de estar envolvida em outros processos neuronais. Já as vitaminas C e E atuam como antioxidantes, reduzindo a neuroinflamação. O consumo de fibras também promove a redução da neuroinflamação, especialmente por meio de mecanismos envolvendo o eixo intestino-cérebro.

Uma **alimentação consciente** é mais que uma lista de alimentos a serem consumidos; é um equilíbrio entre nutrientes, qualidade dos alimentos e padrões alimentares. Priorizar alimentos como frutas, vegetais, grãos integrais, proteínas magras e gorduras saudáveis é crucial. A moderação deve sempre ser preconizada, evitando-se excessos de açúcares e gorduras saturadas e alimentos ultraprocessados. A diversidade na alimentação também é vital para garantir uma ampla gama de nutrientes e benefícios. A individualização da alimentação saudável, considerando que cada pessoa possui necessidades únicas, baseadas em fatores como idade, metabolismo, condições de saúde e estilo de vida, torna fundamental a orientação e o acompanhamento de um **profissional de nutrição**. Especialistas em nutrição podem avaliar esses aspectos individuais, criando planos alimentares adaptados e objetivos de saúde específicos.

Quadro 1 – Alimentação consciente

Sugestões práticas para uma alimentação consciente:
• Ingira óleos saudáveis, como azeite de oliva e óleo de abacate, seja para cozinhar ou diretamente nos alimentos. Limite a manteiga e evite as gorduras trans.
• Aumente sua ingestão de vegetais; quanto maior a variedade, melhor! Batatas fritas não contam.
• Coma frutas de todas as cores, todos os dias!
• Beba água, chá ou café (com pouco ou nenhum açúcar), limite leite e derivados e sucos, evite bebidas açucaradas e refrigerantes.
• Coma grãos integrais e limite os carboidratos refinados, como farinhas, arroz e pão brancos.
• Aumente sua ingestão proteica e faça uma adequada distribuição ao longo do dia. Prefira peixes, aves, feijões e leguminosas. Evite carnes processadas.

Fonte: adaptado de *Harvard School of Public Health* (2011)

Como a alimentação poderia influenciar na saúde mental?

As relações intrincadas entre dieta e saúde mental são fundamentadas em quatro principais mecanismos: **microbiota intestinal, inflamação, epigenética e os efeitos dos macro e micronutrientes**. A seguir, iremos nos aprofundar mais nesses conceitos.

Em diversos estudos, é destacada a relevância crítica da **microbiota intestinal** no desenvolvimento e funcionamento do Sistema Nervoso Central (SNC). Essa microbiota pode impactar processos de resposta ao estresse, cognição e transtornos afetivos, como depressão e ansiedade, além de estar relacionada a outros distúrbios psiquiátricos, como TDAH (Transtorno do Déficit de Atenção com Hiperatividade), TEA (Transtorno do Espectro Autista) e anorexia nervosa. Estudos indicam uma interação bidirecional entre a microbiota intestinal e o cérebro, mediada por mecanismos que envolvem os sistemas nervoso, endócrino e imunológico.

Embora vários neurotransmissores e substâncias estejam envolvidos na comunicação microbiota-intestino-cérebro, o aminoácido **triptofano**, precursor da serotonina, parece exercer um dos maiores impactos na saúde cerebral. Na verdade, a microbiota também está envolvida na síntese de vários outros neurotransmissores, como GABA, dopamina e norepinefrina. Estudos em humanos e animais têm mostrado diferenças na composição da microbiota intestinal entre pacientes com depressão e outros transtornos psiquiátricos, como esquizofrenia e transtorno bipolar (Järbrink-Sehgal; Andreasson, 2020). Além disso, pessoas com distúrbios mentais têm um risco aumentado de doenças gastrointestinais funcionais (Zhu *et al.*, 2020), destacando a interconexão vital entre esses sistemas na prática clínica.

Esse intricado relacionamento entre nutrição, microbiota intestinal e saúde mental abre novos caminhos na compreensão e no tratamento de distúrbios neuropsiquiátricos, ressaltando a necessidade de abordagens integradas que considerem não apenas a psicofarmacologia, mas também a dieta e a saúde do intestino como parte central das intervenções terapêuticas.

Uma **dieta pró-inflamatória**, com elevado teor de alimentos que induzem o estresse oxidativo neuronal e a neuroinflamação, tem sido associada a problemas de saúde mental (Salim, 2017). Além disso, o sobrepeso e a obesidade estão relacionados à produção aumentada de citocinas inflamatórias, como leptina e TNF-alfa (Halle *et al.*, 1998). A inflamação induzida por dietas inadequadas é apontada como um dos mecanismos que conectam a alimentação aos desfechos em saúde mental, incluindo o aumento nos níveis circulantes de marcadores inflamatórios e a desregulação na síntese de neurotransmissores (Chen *et al.*, 2021). Estudos mostram que altos níveis de citocinas pró-inflamatórias estão presentes em indivíduos com quadros depressivos, psicóticos e maníacos (Pasco *et al.*, 2010), sugerindo seu papel na gênese desses transtornos.

A interação entre o estilo de vida e o desenvolvimento de doenças está cada vez mais vinculada também aos **mecanismos epigenéticos**. A **Epigenética**, um campo emergente da Biologia, estuda como fatores ambientais, incluindo dieta, estresse e estilo de vida, podem influenciar a atividade dos genes sem alterar a sequência do DNA. Esses processos epigenéticos podem modificar a expressão gênica, impactando a suscetibilidade a condições como doenças cardiovasculares, diabetes, câncer e distúrbios neuropsiquiátricos (Chen; Xu, 2010; Merlo; Vela, 2021). Essa interação dinâmica entre o ambiente e os mecanismos epigenéticos tem um papel crucial na compreensão de como o estilo de vida pode moldar a saúde e o desenvolvimento de doenças ao longo da vida.

Nutrientes e funções cerebrais

Os **nutrientes** desempenham papéis críticos na produção e função dos neurotransmissores, fundamentais para a saúde mental. Diversos nutrientes são essenciais para o desenvolvimento cerebral, como proteínas, ferro, colina, folato, iodo, ácidos graxos poli-insaturados e vitaminas A, D, B6 e B12 (Georgieff; Ramel; Cusick, 2018). Por exemplo, o **aminoácido tirosina** é precursor da dopamina e norepinefrina, dependendo de cofatores como ferro, ácido ascórbico, piridoxal fosfato e tetraidrobiopterina. A deficiência de qualquer um desses nutrientes pode levar à deficiência de neurotransmissores no Sistema Nervoso Central. Além disso, o adequado aporte nutricional é fundamental para o funcionamento do sistema antioxidante, também relacionado ao desenvolvimento de desordens psiquiátricas (Diniz *et al.*, 2018). Estudos demonstram relações diretas entre nutrição, susceptibilidade ao estresse e saúde mental. Além disso, concentrações de fatores como o **Fator Neurotrófico Derivado do Cérebro** (BDNF) estão associadas à nutrição, sendo este envolvido em processos de plasticidade neuronal e neuroproteção (Guimarães *et al.*, 2008). Outros sistemas orgânicos, como o eixo hipotálamo-pituitária-adrenal (HPA) e biomarcadores de inflamação e estresse oxidativo, também são diretamente influenciados pela qualidade da nutrição (Phillips *et al.*, 2006; Raedler, 2011).

Os ácidos graxos ômega-3, por exemplo, exercem impacto na função neuronal, na inflamação e na apoptose celular, enquanto o **zinco**, por sua vez, influencia a produção de fatores neurotróficos e a atividade de citocinas. As vitaminas do complexo B desempenham papéis vitais na neurotransmissão, modulação inflamatória e produção de energia. **Minerais como zinco, magnésio, selênio e cálcio** são fundamentais para processos neurais como neurotransmissão, plasticidade sináptica e síntese de GABA. Esses nutrientes exercem um papel significativo no funcionamento cerebral e, portanto, a melhora na biodisponibilidade deles pode influenciar positivamente a saúde mental e o bem-estar. A suplementação desses nutrientes tem sido associada a efeitos positivos na redução do estresse e na melhora de sintomas psiquiátricos.

O estudo sobre a influência da alimentação e dos nutrientes na função cognitiva e no funcionamento cerebral também tem suscitado pesquisas sobre a suplementação de macro e micronutrientes, bem como de nutracêuticos. **Nutracêuticos** são suplementos dietéticos utilizados para melhorar a saúde, retardar a senescência, prevenir doenças e apoiar o bom funcionamento do corpo humano (Sachdeva; Roy; Bharadvaja, 2020). Uma prática clínica de precisão requer uma análise minuciosa de variáveis individuais, como a composição da microbiota intestinal, a presença de polimorfismos genéticos, a qualidade da dieta, os processos digestivos e a exposição a diferentes substâncias, a fim de compreender a eficácia da suplementação nutricional. Portanto, a prescrição baseada em nutrientes (nutracêuticos) se mostra promissora para auxiliar no manejo de transtornos mentais tanto em nível individual quanto populacional. Embora seja preferível obter esses nutrientes por meio da alimentação sempre que possível, a justificativa para sua prescrição adicional é substancial (Sarris *et al.*, 2015).

Revisões científicas, como a conduzida por Grajek e colaboradores (2022), destacam o uso potencial de **suplementos alimentares e nutracêuticos** no tratamento de desordens psiquiátricas, citando substâncias como **S-adenosilmetionina (Same), N-acetilcisteína (NAC), zinco, vitaminas do complexo B, vitamina D e ácidos graxos ômega-3**. Outros estudos, como o de Blampied e colaboradores (2020), realçam os efeitos positivos da suplementação de micronutrientes, principalmente em adultos com sintomas de transtornos psicológicos ou condições físicas graves. Os pesquisadores observaram melhorias sutis nos sintomas de humor e ansiedade, especialmente com doses mais elevadas, superiores à Ingestão Dietética Recomendada (RDA). É válido ressaltar que a utilização de doses inconsistentes ou abaixo da RDA pode não ser suficiente para impactar os sintomas mentais. A quantidade necessária para melhorar o funcionamento mental pode ser maior do que a destinada apenas para prevenir deficiências nutricionais. Vale lembrar que as RDAs foram estabelecidas para evitar deficiências nutricionais, não para atingir um funcionamento cerebral ideal (Benton, 2013). A justificativa para doses maiores se baseia na variabilidade das necessidades nutricionais, muitas vezes não supridas apenas pela alimentação (Kaplan *et al.*, 2015). Apesar desses dados, revisões recentes alertam que, até o momento, não há apoio definitivo para o uso de suplementos nutricionais na prevenção de transtornos mentais.

Algumas outras pesquisas evidenciam os efeitos da suplementação de **vitamina D** na depressão (Focker *et al.*, 2017) e no TDAH (Mohammadpour *et al.*, 2018). Níveis elevados de vitamina D estão associados a melhor atenção e memória em idosos (Brouwer-Brolsma *et al.*, 2015), enquanto níveis baixos se correlacionam com um risco maior de depressão e esquizofrenia (Eyles; Burne; McGrath, 2013). Em estudo publicado em 2016, a suplementação de vitamina D por 3 meses reduziu significativamente sintomas depressivos, irritabilidade, fadiga e problemas de sono em adolescentes diagnosticados com depressão (Brouwer-Brolsma, 2016). A vitamina D possui papel na plasticidade sináptica, regula a função do sistema dopaminérgico, participa da produção de BDNF e possui efeitos neuroprotetores. No entanto, ainda existe uma divergência nos resultados sobre a suplementação de vitamina D e seus efeitos na saúde mental. Muitos estudos carecem de padronização, não avaliando os níveis séricos de 25(OH) vitamina D3 ou considerando polimorfismos genéticos envolvidos em seu metabolismo. Em revisão conduzida por Okereke & Singh (2016), não foram observados benefícios na saúde mental com a suplementação de vitamina D, embora estudos observacionais indiquem que a deficiência dessa vitamina pode representar um fator de risco para a depressão no futuro.

Nesse contexto, outros pontos também podem ser relevantes, como o **estado nutricional da mãe** durante a gestação. Destaca-se a importância da nutrição materna durante a gestação e da nutrição infantil nos primeiros anos de vida como determinantes fundamentais das condições neuropsiquiátricas futuras. O fornecimento adequado de nutrientes para o desenvolvimento cerebral e as funções neurocognitivas pode influenciar a vulnerabilidade subsequente a distúrbios psiquiátricos, explicando, em parte, a heterogeneidade nos diferentes desfechos de tratamentos. Além disso, a adequada nutrição da lactante é igualmente crucial, pois os ácidos graxos poli-insaturados, como ômega-3 e ômega-6, podem ter seus níveis afetados no leite materno de acordo com a alimentação da mãe (Oosting *et al.*, 2015).

No que tange à segurança a longo prazo da suplementação de micronutrientes, um estudo observacional com adultos e crianças não identificou eventos adversos significativos (Rucklidge, 2019). Os autores salientam que os benefícios psiquiátricos observados superam os riscos mínimos da suplementação, sugerindo triagem para problemas médicos antes do tratamento e ressaltando a importância de ações de farmacovigilância no longo prazo.

Há espaço para suplementação de compostos bioativos na prática clínica?

Os **polifenóis**, presentes em uma variedade de alimentos, especialmente vegetais, exercem efeitos protetores sobre a saúde mental por meio da **regulação de vias metabólicas, ação antioxidante e propriedades neuroprotetoras** (Gomez-Pinilla; Nguyen, 2012). Fontes dietéticas ricas em polifenóis incluem **frutas, vegetais, sementes, oleaginosas, chocolate amargo e chás**. Um ensaio clínico recente, denominado *The Polyphenol Intervention Trial*, revelou, após 8 semanas de uma dieta rica em polifenóis, uma redução dos sintomas depressivos e melhorias no estado mental e na saúde física dos participantes (Kontogianni *et al.*, 2020). Evidências crescentes também sugerem que o aumento do consumo de polifenóis está associado à preservação cognitiva em idosos, redução do risco de demência, doença de Parkinson e atraso no início da doença de Alzheimer, graças a múltiplos mecanismos neuroprotetores.

Em revisão sistemática conduzida por Bayes, Schloss & Sibbritt (2020), diversos polifenóis, como **cafeína, curcumina, isoflavonas, resveratrol e flavonoides**, demonstraram um possível efeito protetor na redução do risco de depressão em diferentes populações. Outros estudos, como o de Holland e colaboradores (2020), indicaram que um consumo elevado de flavonoides, como kaempferol e miricetina, está associado a um menor risco de desenvolvimento de doença de Alzheimer. Suplementos e alimentos funcionais, como o **resveratrol, a curcumina e a epigalocatequina galato (EGCG)**, demonstram efeitos anti-inflamatórios significativos em estudos *in vitro* e em modelos animais (Lyons *et al.*, 2016; Yang *et al.*, 2001), sugerindo seu potencial terapêutico em condições inflamatórias crônicas.

Por exemplo, doses aproximadas de 1,5 gramas por dia de **curcumina** demonstraram efeitos clínicos significativos na redução de sintomas depressivos, incluindo casos de depressão maior. Além disso, a suplementação prolongada melhorou a função cognitiva em idosos, em comparação ao placebo (Morris *et al.*, 2021). Ensaios clínicos revelaram que a suplementação com extrato de *Curcuma longa* reduziu parâmetros inflamatórios e resultou em melhores pontuações em testes de saúde mental e distúrbios do humor (Uchio *et al.*, 2021).

Assim, a evidência em torno dos polifenóis aponta para sua potencial contribuição na preservação da saúde mental e na redução do risco de várias condições neurodegenerativas. Integrar polifenóis na rotina diária pode ser alcançado por meio de escolhas conscientes de alimentos. Incluir frutas variadas, como morangos, maçãs, uvas e açaí, juntamente com uma diversidade de vegetais de cores vibrantes, como espinafre, brócolis e pimentões coloridos, pode aumentar significativamente a ingestão de polifenóis. Além disso, considerar o consumo de outras fontes de polifenóis, como nozes, sementes, chás e chocolate amargo, oferece uma gama adicional desses compostos bioativos. Incorporar ervas e especiarias, como a cúrcuma, o orégano, a canela e o gengibre ao preparo de refeições não apenas adiciona sabor, mas também amplia a ingestão desses compostos, aumentando os benefícios para a saúde mental e física no dia a dia. Evidentemente, a prescrição de polifenóis e outros compostos bioativos também é possível, seja através de suplementos prontos ou pela farmácia magistral.

Figura 1 – Estilo de vida e bem-estar físico e mental

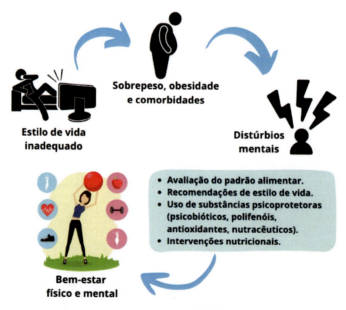

Fonte: adaptado de Grajek *et al.* (2022)

Como já dizia Hipócrates: "Toda doença começa no intestino"

Embora influenciada por fatores como genética e estilo de vida, a **nutrição** se destaca como o principal fator modificável na **composição da microbiota intestinal**. Um maior consumo de carboidratos refinados e álcool está associado a uma **menor diversidade microbiana** (Zhernakova *et al.*, 2016). Em contrapartida, **alimentos fermentados** têm potencial para alterar positivamente a microbiota, com possíveis repercussões na saúde mental (Aslam *et al.*, 2020). Os **prebióticos**, componentes alimentares não digeridos que estimulam o crescimento bacteriano benéfico, têm demonstrado efeitos anti-inflamatórios e podem inibir o crescimento de bactérias patogênicas (Bindels *et al.*, 2015).

Os **psicobióticos**, microorganismos probióticos com efeitos positivos em transtornos mentais, têm sido associados à melhora de sintomas depressivos e de ansiedade em vários estudos. Em ensaio clínico conduzido por Messaoudi e colaboradores (2011), a suplementação com cepas de *Lactobacillus* e *Bifidobacterium* resultou em redução de sintomas de ansiedade e depressão em adultos saudáveis. Em outro estudo, conduzido por Kobayashi e colaboradores (2019), foi demonstrada melhora de função cognitiva com suplementação de *Bifidobacterium breve* em idosos. Em metanálise recente, os autores concluem que existe um potencial benefício em sintomas depressivos com a administração de probióticos em conjunto com as medicações psiquiátricas (Nikolova *et al.*, 2019).

Outro aspecto crucial é a **hiperpermeabilidade intestinal**, associada a fatores como estresse, inflamação, disbiose e dietas ricas em alimentos ultraprocessados (Sanchez-Villegas, 2012; Adan *et al.*, 2019; Firth, 2019). Pacientes com depressão demonstraram níveis mais elevados de anticorpos contra lipopolissacarídeos bacterianos, um marcador indireto de aumento da permeabilidade intestinal. A redução da função de barreira intestinal permite a migração de bactérias e seus componentes do trato gastrointestinal, afetando o funcionamento dos sistemas imunológico, endócrino e nervoso. A alimentação desempenha um papel fundamental na manutenção da integridade dessa barreira, um aspecto muitas vezes negligenciado.

Sinais de um Intestino Saudável

Um intestino saudável se manifesta por meio de vários sinais. Esses sinais, quando observados juntos, podem indicar um bom funcionamento do sistema digestivo e intestinal, contribuindo para a saúde geral do organismo. Aqui estão alguns indicadores-chave:

1. **Regularidade nas evacuações:** ter movimentos intestinais regulares, sem desconforto, dor ou constipação, é um sinal positivo.

2. **Ausência de desconfortos abdominais:** não sentir dores, inchaço ou desconforto abdominal excessivo após as refeições.

3. **Boa digestão:** não experimentar indigestão frequente, azia ou refluxo ácido após as refeições.

4. **Aspecto das fezes:** fezes de consistência normal, bem formadas e sem presença de sangue, muco ou odor forte são indicativos de boa saúde intestinal.

5. **Boa absorção de nutrientes:** não ter deficiências nutricionais frequentes pode indicar uma boa absorção de nutrientes pelo intestino.

Dieta mediterrânea e saúde mental

Estudos longitudinais têm consistentemente destacado os efeitos positivos da **dieta mediterrânea** na saúde mental. Essa abordagem dietética, caracterizada por um alto consumo de frutas, vegetais, peixes, azeite de oliva, legumes, nozes e sementes, tem sido associada a uma redução significativa no risco de desenvolver depressão e outros transtornos mentais. Inicialmente descrita por Ancel Keys na década de 60 e posteriormente, em 2010, reconhecida como Patrimônio Cultural Imaterial da Humanidade pela Organização das Nações Unidas para a Educação, a Ciência e a Cultura (Unesco), não se limita apenas à alimentação, mas engloba comportamentos sociais e estilo de vida dessa região.

Os **benefícios da dieta mediterrânea** podem ser atribuídos a vários fatores. Seu perfil nutricional, rico em antioxidantes, ácidos graxos ômega-3 e compostos anti-inflamatórios, pode influenciar positivamente a saúde mental, reduzindo a inflamação e protegendo contra o estresse oxidativo, ambos relacionados à patogênese de distúrbios mentais. A dieta mediterrânea pode ser considerada uma dieta *plant-based*, destacando-se não apenas pelos efeitos positivos de determinados alimentos, mas também pela combinação global de alimentos que parece ter uma forte relação com desfechos positivos em saúde. Esse efeito pode ser atribuído aos efeitos aditivos e sinérgicos dos diferentes componentes presentes nessa alimentação. Além dos impactos na saúde mental, a dieta mediterrânea também está associada a uma **melhor função cognitiva**. Estudos demonstraram melhora significativa nas habilidades cognitivas e um menor risco de declínio cognitivo em idosos que adotaram essa dieta.

Essa dieta, caracterizada por suas **propriedades anti-inflamatórias, antioxidantes e neuroprotetoras**, pode oferecer uma abordagem promissora e acessível para a saúde mental e cognitiva. Integrar aspectos específicos da dieta mediterrânea em orientações nutricionais pode ser crucial para abordagens preventivas e terapêuticas. Intervenções nutricionais têm se destacado na literatura científica, demonstrando impactos específicos em saúde mental. Estudos enfatizam os impactos benéficos da adesão à dieta mediterrânea não apenas na melhora cognitiva, mas também como um fator de proteção contra a depressão (Psaltopoulou *et al.*, 2013; Valls-Pedret *et al.*, 2015). Análises abrangentes, como a revisão sistemática de Lassale e colaboradores (2019), reforçam consistentemente essa associação, fornecendo evidências substanciais sobre a proteção conferida pela dieta mediterrânea contra a depressão. Além disso, a adesão à dieta mediterrânea está relacionada a um menor declínio cognitivo em idosos e uma menor incidência de doenças neurodegenerativas, especialmente a doença de Alzheimer.

Além de seus benefícios para a saúde mental, a adesão à dieta mediterrânea está associada a uma redução significativa da incidência de outros fatores de risco, como obesidade, hipertensão, síndrome metabólica e dislipidemia. Estudos também indicam menor incidência de diabetes, melhor controle glicêmico em diabéticos e menor mortalidade geral. Estudos, como o *Nurses' Health Study*, que acompanhou quase 75 mil mulheres por quase 20 anos, revelaram que uma maior aderência a esse padrão alimentar se associou a um risco relativo 29% menor para doenças coronarianas e 13% menor para acidente vascular cerebral. Uma revisão abrangente publicada em 2018 também destacou que indivíduos seguindo a dieta mediterrânea apresentaram melhores parâmetros antropométricos, metabólicos e inflamatórios, incluindo uma redução significativa de marcadores inflamatórios como PCR e IL-6 (Dinu *et al.*, 2018). Estes resultados reforçam a relação entre a dieta Mediterrânea e benefícios tanto na saúde física quanto mental.

Quais evidências disponíveis sobre consumo de carne e saúde mental?

A relação entre o **consumo de carne e a saúde mental** é alvo de debates na literatura. Alguns estudos associam um maior consumo de carne vermelha a uma maior prevalência de sintomas depressivos, ansiedade e estresse (Mofrad *et al.*, 2021). No entanto, outros estudos apresentam resultados divergentes, alguns neutros (Miyake *et al.*, 2013; Kim *et al.*, 2015) e outros até protetores (Elstgeest *et al.*, 2019). A carne vermelha é uma fonte importante de nutrientes essenciais, fundamentais para o funcionamento cerebral e a neurotransmissão. No entanto, também contém quantidades significativas de colesterol, gordura saturada e ácido araquidônico, que, em dietas desequilibradas, podem acentuar processos inflamatórios e aumentar o risco de depressão e outros transtornos.

Um estudo de revisão sistemática em 2020, que avaliou mais de 160 mil participantes, investigou a relação entre o consumo ou a abstenção de carne e os indicadores de saúde mental e bem-estar (Dobersek *et al.*, 2021). A maioria dos estudos, especialmente os de maior qualidade metodológica, indicou que indivíduos que evitavam o consumo de carne tinham um risco significativamente maior de depressão, ansiedade e comportamentos de automutilação, embora não tenha sido possível estabelecer uma relação causal clara. Os autores concluem que **seus achados não apoiam a exclusão do consumo de carne como estratégia para benefícios à saúde psicológica**. De fato, evidências indicam que não há diferenças na mortalidade quando vegetarianos são comparados a consumidores de carne, em cenários com características sociodemográficas semelhantes (Appleby *et al.*, 2016; Appleby; Key, 2016; Chang-Claude *et al.*, 2005). Portanto, a maior parte das evidências sugere que os benefícios para a saúde relacionados ao vegetarianismo podem não ser devido à exclusão da carne como alimento específico, mas sim a outros fatores de estilo de vida e socioeconômicos, como níveis adequados de atividade física e baixo consumo de álcool, drogas e tabaco (Archer; Lavie; Hill, 2018; O'Keefe *et al.*, 2018). Na realidade, o **equilíbrio entre macro e micronutrientes** parece ser um mecanismo mais significativo para explicar desequilíbrios biológicos, sendo mais relevante do que o consumo isolado de um determinado alimento.

Um alerta para o consumo de alimentos ultraprocessados!

Em nossa proposta, medidas de educação visando à adequada **leitura dos rótulos** dos alimentos e produtos alimentícios são fundamentais. Como dica prática, para identificar os **alimentos ultraprocessados**, os quais **devem ser formalmente contraindicados no plano alimentar**, basta ler a lista de ingredientes: desconfie de produtos com mais do que cinco ingredientes em sua fórmula e também daqueles com ingredientes com nomes que não estamos habituados a utilizar no cotidiano, como sorbitol, citrato dissódico, tartrazina, glutamato monossódico, dióxido de silício, edulcorantes, dentre muitos outros. São substâncias alimentares nunca ou raramente usadas em cozinhas. A presença de um destes itens já classifica o alimento no grupo de ultraprocessados.

Segundo Monteiro e colaboradores (2018), certos produtos aparentemente simples podem ser classificados de acordo com seus ingredientes. Alguns exemplos incluem os pães industriais, que são processados se feitos apenas com farinha de trigo, água, sal e fermento, enquanto aqueles cujas listas de ingredientes também incluem emulsificantes ou corantes enquadram-se como ultraprocessados; flocos de aveia, flocos de milho e trigo triturado são alimentos minimante processados, enquanto os mesmos alimentos são processados quando também contêm açúcar, e ultraprocessados se possuírem aromas ou corantes.

Com relação ao **nível de processamento do alimento**, o sistema de classificação NOVA inclui quatro grupos: (1) alimentos não processados (ou *in natura*) ou minimamente processados, (2) ingredientes culinários processados, (3) alimentos processados e (4) alimentos ultraprocessados. Independentemente do tipo de dieta, entendemos como medida primordial a adoção de uma alimentação baseada principalmente em alimentos do primeiro grupo, alimentos *in natura* ou minimamente processados, com participação consciente e equilibrada de ingredientes culinários processados.

Grupo 1: Alimentos não processados ou minimamente processados

Alimentos que se encontram naturalmente na natureza ou passam por processos simples para consumo, mantendo suas propriedades naturais, como sementes, frutas, vegetais frescos, ovos, leite, carne fresca, grãos integrais e oleaginosas.

Grupo 2: Ingredientes culinários processados

Inclui ingredientes essenciais na preparação de alimentos, como azeite de oliva, manteiga, açúcar e sal. São fundamentais para dar sabor, textura e aroma aos pratos.

Grupo 3: Alimentos processados

Alimentos modificados por processamento industrial simples, com adição de um ou poucos ingredientes culinários, como conservas de legumes, frutas em calda, queijos, pães artesanais, entre outros.

Grupo 4: Alimentos ultraprocessados

Caracterizados por um alto número de ingredientes (geralmente 5 ou mais), muitas vezes com aditivos artificiais como conservantes, corantes, realçadores de sabor e espessantes. Exemplos incluem refrigerantes, salgadinhos industrializados, doces, sorvetes, pães embalados, bolachas, comidas congeladas prontas para o consumo e produtos de *fast-food*.

Avisos sobre o ultraprocessamento

É fundamental ressaltar que o problema não reside no processamento dos alimentos em si, mas sim no ultraprocessamento. **Alimentos ultraprocessados não devem ser identificados como "comida de verdade".** São formulações de substâncias alimentares, frequentemente modificadas quimicamente e transformadas em produtos hiperpalatáveis para consumo imediato. Esses produtos são usualmente repletos de aromatizantes, corantes, emulsificantes e uma variedade de outros **"aditivos cosméticos"**. Infelizmente, os produtos ultraprocessados tendem a ser mais convenientes, de menor preço, de maior prazo de validade e possuírem maior palatabilidade, sendo seu consumo cada vez mais frequente em todo o mundo.

Estudos recentes têm amplamente correlacionado o consumo de alimentos ultraprocessados com o desenvolvimento de uma série de condições de saúde, desde doenças cardiometabólicas até problemas mentais. Esses alimentos, geralmente ricos em açúcar, gorduras trans e saturadas, além de deficientes em nutrientes, têm sido associados a um aumento do risco de diversas doenças, incluindo câncer, sobrepeso, obesidade, síndrome metabólica e também síndrome do intestino irritável. Pesquisas envolvendo centenas de milhares de indivíduos indicam uma relação direta entre o consumo de alimentos ultraprocessados e um maior risco de sintomas de depressão e ansiedade.

Há um crescente corpo de evidências indicando que a composição nutricional deficiente desses alimentos pode desempenhar um papel importante na prevalência e gravidade de condições mentais. Certos componentes como emulsificantes e corantes alimentícios têm sido associados a alterações na microbiota intestinal e a processos inflamatórios. Dados sugerem que uma maior ingestão de edulcorantes artificiais, como aspartame e sacarina, e de glutamato monossódico, um realçador de sabor, pode estar envolvido na desregulação da síntese e liberação de neurotransmissores (Choudhary; Lee, 2018) e também do eixo hipotálamo-pituitária-adrenal (Quines *et al.*, 2014). Os emulsificantes carboximetilcelulose e polissorbato-80, por seu efeito em alterar a microbiota intestinal e suas funções, incluindo a síntese de ácidos graxos de cadeia curta, foram associados a desordens mentais (Chassaing *et al.*, 2015). Em ratos, a ingestão de dióxido de titânio, comumente utilizado como corante alimentício, associou-se a uma maior concentração da citocina inflamatória IL-6 no plasma e no córtex cerebral (Grissa *et al.*, 2016). A exposição crônica ao corante vermelho Allura promoveu susceptibilidade ao desenvolvimento de colite em modelos animais (KWON *et al.*, 2022).

> Desconfie de produtos com mais do que cinco ingredientes em sua fórmula e também daqueles com ingredientes com nomes que não estamos habituados a utilizar no cotidiano. A presença de aditivos químicos já classifica o alimento no grupo de ultraprocessados. Evite-os!

Alimentação consciente na prática

Apesar do papel intrínseco da alimentação na fisiopatologia de diversas doenças, existe uma desconexão entre pesquisa nutricional, educação dietética e aconselhamento de pacientes sobre hábitos alimentares. Nos Estados Unidos, por exemplo, apenas metade dos médicos em atenção primária regularmente instruem seus pacientes sobre as implicações da nutrição na saúde individual (Smith *et al.*, 2011). Estudos mostram que o consumo de refeições preparadas em casa está associado a uma melhor oferta de nutrientes e menor ingestão calórica (Polak, 2017). No entanto, alcançar mudanças sustentáveis nos hábitos alimentares continua sendo um desafio considerável, uma vez que tais mudanças requerem **alterações tanto nas atitudes em relação à comida quanto nos hábitos pessoais.**

Nesse cenário, destaca-se a emergente proposta da **Medicina Culinária**, uma disciplina baseada em evidências que busca impactar positivamente a saúde pública e melhorar os comportamentos alimentares. Essa abordagem integra ciência nutricional com o preparo de alimentos, combinando informações nutricionais com habilidades culinárias básicas, como seleção, planejamento e preparação de refeições (Parks; Polak, 2019). A Medicina Culinária adiciona ao conceito de intervenções nutricionais **a importância do prazer alimentar**, unindo a experiência sensorial dos alimentos com o conhecimento científico sobre como as escolhas alimentares afetam o metabolismo humano e nossas emoções. Sua prática enfatiza o papel ativo do paciente na aprendizagem e implementação das estratégias prescritas, considerando restrições socioeconômicas e preferências culturais no planejamento de refeições, visando à sustentabilidade das mudanças comportamentais. Mais do que restringir, é crucial **enfatizar o prazer** em consumir alimentos saudáveis.

> *"Mangia che te fa bene"* é uma frase clássica da cultura italiana que traduz o poder da alimentação no bem-estar emocional, ao nos mantermos sentados à mesa junto a pessoas queridas, comendo, conversando e nos divertindo.

Em nossa proposta, **orientamos o compartilhamento de um plano de ação estruturado, incluindo a construção de um plano alimentar, o planejamento de cardápios, a listagem dos ingredientes e a elaboração de uma lista de compras.** O aconselhamento nutricional pode ser reforçado com informações escritas, ideias de refeições, exemplos de receitas e informações sobre segurança alimentar. O planejamento prévio economiza tempo e torna as compras mais eficientes. Durante a avaliação inicial, é importante considerar a prontidão do indivíduo para a mudança, bem como o contexto familiar, restrições alimentares, habilidades culinárias e infraestrutura disponível para o preparo e armazenamento de refeições. Os pacientes devem receber orientações práticas para melhorar a qualidade e a quantidade dos alimentos comprados.

As instruções dietéticas devem ser personalizadas, fáceis de seguir e sustentáveis a longo prazo. Além disso, orientações sobre técnicas culinárias são fundamentais, incluindo o uso de ervas e especiarias para realçar o sabor e tornar a alimentação saudável mais agradável. Ervas como **orégano e manjericão** oferecem benefícios à saúde devido às suas propriedades antimicrobianas, antioxidantes e anti-inflamatórias (Singletary, 2010; Singletary, 2018). O **gengibre**, usado na Medicina Tradicional Chinesa há séculos, possui compostos como gingerol e shogaol, conhecidos por suas propriedades antioxidantes e anti-inflamatórias (Shahrajabian *et al.*, 2019).

Para melhorar o perfil nutricional em preparações culinárias, alternativas como purê de banana, compota de maçã sem açúcar ou iogurte natural podem substituir óleos vegetais refinados. Além disso, considere a utilização de abacate ou até mesmo de abóbora em pratos assados para diminuir o conteúdo de gordura enquanto adiciona textura e umidade aos alimentos. Experimentar diferentes substituições e explorar novos ingredientes adiciona novos sabores e nutrientes às preparações culinárias. Esses conceitos refletem as mudanças nas diretrizes nutricionais recentes, que estão mais focadas em promover padrões alimentares saudáveis que podem ser facilmente incorporados ao cotidiano.

Alimentos podem fazer parte de uma prescrição médica!

Os alimentos podem ser prescritos de maneira semelhante a medicamentos. LeBlanc-Morales (2019) sugere um **acrônimo "FOOD"**: Frequência (quanto um alimento ou refeição deve ser consumido), Objetivo (o propósito pretendido, como perda de peso ou melhoria da saúde), Opções (planejamento de refeições, orçamentos, listas de compras e métodos de preparo) e Duração (por quanto tempo seguir as orientações). Outros autores sugerem o uso de questionários para avaliar a motivação do indivíduo na mudança de comportamento alimentar, a literacia em saúde, o suporte físico disponível e a compreensão do paciente após as intervenções (Irl *et al.*, 2019).

Quadro 2 – Acrônimo "FOOD"

Acrônimo "FOOD":
Frequência: quanto um alimento ou refeição deve ser consumido.
Objetivo: o propósito pretendido, como perda de peso ou melhoria da saúde.
Opções: planejamento de refeições, orçamentos, listas de compras e métodos de preparo.
Duração: por quanto tempo seguir as orientações.

Fonte: adaptado de LeBlanc-Morales (2019)

Os padrões alimentares devem ser avaliados quanto à qualidade e quantidade da dieta, bem como o horário e o ambiente das refeições. Isso pode ser feito por meio de questionários ou recordatórios alimentares. Dependendo das necessidades individuais, é importante determinar quais intervenções terão maior benefício. O **diário alimentar de sete dias** é um dos métodos mais adequados para analisar padrões alimentares recentes (Briguglio *et al.*, 2020). Além disso, os **questionários de frequência alimentar** são úteis para avaliar hábitos alimentares a longo prazo e possíveis riscos à saúde (Parks; Polak, 2019). Esses métodos permitem identificar problemas e adequar as intervenções à necessidade individual, levando em consideração fatores sociais e familiares relacionados aos hábitos alimentares.

Orientar um paciente na realização de um **recordatório (ou diário) alimentar** envolve explicar a importância do registro detalhado dos alimentos consumidos ao longo do dia. É crucial instruir sobre a precisão e a inclusão de todos os alimentos, bebidas e porções, incluindo beliscadas durante o dia, indicando a importância de registrar também horários das refeições, métodos de preparo e, até para um registro ainda mais completo, eventuais emoções ou sintomas associados à alimentação. Além de auxiliar na compreensão dos hábitos alimentares, o registro proporciona ao paciente uma visão ampla e detalhada de sua relação com a comida, inclusive possíveis gatilhos emocionais para determinadas escolhas alimentares. Ao se conscientizar desses padrões, o indivíduo pode desenvolver uma relação mais saudável e consciente com a comida, estabelecendo metas realistas para promover mudanças positivas em sua alimentação e bem-estar geral.

Outra ferramenta extremamente relevante nos processos de mudança comportamental envolve a construção das denominadas **metas SMART**, baseadas no acrônimo para **Específicas, Mensuráveis, Atingíveis, Relevantes e Temporizadas**. No contexto clínico, essas metas auxiliam os pacientes a definir objetivos claros e mensuráveis, proporcionando um acompanhamento mais eficaz do progresso e aumentando as chances de sucesso na adoção de hábitos alimentares mais saudáveis. Por exemplo, um indivíduo pode estabelecer a meta específica de consumir duas porções de frutas diariamente como lanches. Sua prescrição poderia ser: "consumir 2 porções de fruta entre as principais refeições todos os dias, de segunda a sexta-feira, iniciando na próxima semana e mantendo por um período de 3 meses". Essas metas devem ser realistas, considerando as preferências e restrições individuais, relevantes para a saúde do paciente e ter prazos definidos para manter o foco e a motivação.

Quadro 3 – SARE: Substitua, Acrescente, Reduza e Elimine

SARE: Substitua, Acrescente, Reduza, Elimine

Substitua: opte por substituições saudáveis em sua rotina alimentar. Experimente cozinhar com azeite de oliva, uma alternativa mais saudável. Que tal trocar o açúcar adicionado do bolo por bananas maduras ou tâmaras para adoçar naturalmente?

Acrescente: priorize frutas e vegetais em suas refeições diárias. Inclua, como um elemento fundamental, uma ou mais porções de frutas ou vegetais em cada refeição. Esta é uma mudança inicial que não interfere nos hábitos atuais, podendo ser facilmente incorporada.

Reduza: progrida gradualmente na redução do consumo de açúcar ao longo do dia. Por exemplo, questione-se: é necessário tanto açúcar no cafezinho? Experimente diminuir o açúcar aos poucos e treine seu paladar para apreciar sabores mais sutis.

Elimine: elimine alimentos ultraprocessados de sua dieta. Considere deixar de comprar alimentos industrializados em pacotes, como biscoitos, e opte por opções mais naturais e saudáveis, como frutas, *smoothies* ou castanhas para lanches mais nutritivos.

Fonte: o autor

Os indivíduos devem ser encorajados a dar **passos graduais**. O foco principal é capacitar o paciente (ou cuidador) para fazer escolhas alimentares saudáveis em um contexto de refeições prazerosas, considerando os aspectos sociais, culturais, econômicos e emocionais relacionados à comida. É relevante ressaltar que profissionais de saúde que adotam práticas alimentares saudáveis são mais propensos a transmitir esse conhecimento aos pacientes (Parks; Polak, 2019). Desse modo, sempre enfatizamos: o paciente número 1 do profissional que trabalha com mudanças do estilo de vida sempre deve ser ele próprio!

Profissionais de saúde que adotam práticas alimentares saudáveis são mais propensos a transmitir esse conhecimento aos pacientes. Lembre-se da frase atribuída a Mahatma Gandhi: "Seja a mudança que você quer ver no mundo".

Interpretando rótulos

Interpretar rótulos nutricionais é fundamental para que você faça escolhas alimentares mais conscientes e alinhadas com suas necessidades. Compreender as informações contidas nos rótulos permite identificar ingredientes, valores nutricionais e aditivos presentes nos alimentos.

Entender os rótulos nutricionais envolve alguns passos importantes. Primeiramente, **verificar o tamanho das porções e o número de porções por embalagem** é essencial, pois os valores nutricionais listados são baseados nessas porções. Em seguida, observar as informações sobre calorias, gorduras, açúcares, fibras e sódio pode oferecer uma visão clara do conteúdo nutricional do produto. Comparar diferentes marcas para um mesmo tipo de alimento também é útil para fazer escolhas mais conscientes.

Olhar a **lista de ingredientes** é crucial: ingredientes estão listados em **ordem decrescente de quantidade**, ou seja, os primeiros são os mais abundantes no produto. Evitar produtos com aditivos ou ingredientes menos saudáveis, como gorduras trans, açúcar adicionado e aditivos químicos. As **gorduras trans** podem ser encontradas em rótulos sob nomes como óleos parcialmente hidrogenados ou gordura vegetal hidrogenada. Em relação ao **açúcar adicionado**, é importante identificar os nomes disfarçados que podem aparecer nos rótulos, como xarope de milho rico em frutose, dextrose, sacarose, maltodextrina, entre outros. Os **aditivos químicos**, como corantes artificiais (tartrazina, por exemplo), conservantes (como nitritos e nitratos), realçadores de sabor (glutamato monossódico) e estabilizantes (propilparabeno), devem ser monitorados e evitados sempre que possível. Optar por alimentos com ingredientes mais naturais e menos processados é uma estratégia importante.

Os **rótulos "limpos"** se referem a produtos que possuem uma lista de ingredientes mais curta e composta principalmente por itens reconhecíveis, como alimentos integrais, frutas, vegetais e ingredientes naturais. Sempre optar por produtos com menos aditivos químicos e ingredientes processados. As alegações nutricionais na embalagem podem ser enganosas, por isso é importante estar atento. Por exemplo, um produto "baixo em gordura" pode ser rico em açúcares, então é essencial analisar todo o quadro nutricional em vez de se basear apenas em alegações específicas. Ao dominarmos a interpretação dos rótulos, nos tornamos mais capacitados para fazer escolhas alimentares que promovam nossa saúde e bem-estar de forma consciente e informada.

A história de Marco Aurélio

Marco Aurélio me procurou com o objetivo de melhorar seus hábitos alimentares. Durante a conversa inicial, expressou o desejo de preparar mais refeições em casa, visando uma alimentação mais saudável. Marco Aurélio também se comprometeu a consumir pelo menos duas porções de frutas e três porções de vegetais diariamente. Ele estabeleceu o objetivo específico de tomar, no mínimo, 2 litros de água por dia e incluir chás naturais, evitando bebidas açucaradas. Além disso, traçamos metas para reduzir progressivamente a ingestão de alimentos industrializados, priorizando opções mais naturais e nutritivas.

Juntos, estabelecemos algumas metas SMART para essa mudança: Marco Aurélio se comprometeu a cozinhar o jantar em casa pelo menos três vezes por semana, definindo dias específicos para isso e planejando antecipadamente as refeições. Além disso, escrevemos metas para o consumo de 2 xícaras de chá por dia durante os dias de semana, e também a preferência por opções naturais para os lanches que levava para o trabalho.

Inicialmente, a transição foi desafiadora, já estava habituado a uma rotina agitada e muitas vezes recorria a opções de alimentação rápida e pouco saudável. No entanto, com todo o apoio de nossa equipe multidisciplinar, ele começou a explorar novas receitas, planejar suas compras de forma mais consciente e aperfeiçoar suas habilidades culinárias aos poucos. Com o apoio contínuo do acompanhamento nutricional, Marco Aurélio teve acesso a um plano alimentar detalhado, adaptado às suas preferências e necessidades específicas. Ele se comprometeu a registrar diariamente sua alimentação, monitorando seu progresso e ajustando as metas conforme necessário. Com o passar das semanas, Marco Aurélio percebeu mudanças significativas. O ato de cozinhar em casa não apenas proporcionou refeições mais saudáveis e equilibradas, mas também promoveu momentos de conexão com a família durante o preparo e as refeições compartilhadas.

Ao retornar para uma consulta de acompanhamento, Marco Aurélio estava entusiasmado para relatar seu progresso. Os resultados foram além do esperado: ele havia mantido sua meta de cozinhar em casa três vezes por semana e notou uma redução nos desconfortos digestivos que costumava enfrentar. Sua composição corporal havia melhorado consideravelmente, refletindo não apenas uma maior saúde metabólica, mas também uma abordagem mais equilibrada e consciente em relação à alimentação.

Considerações finais

O estudo da relação entre nutrição e saúde mental revela um panorama complexo e variado, onde os alimentos não apenas nutrem o corpo, mas também desempenham um papel importante na saúde emocional e cognitiva. A partir das evidências apresentadas, fica claro que a alimentação desempenha um papel significativo na modulação das funções cerebrais, afetando não apenas o desenvolvimento e funcionamento do cérebro, mas também influenciando diretamente o humor, a cognição e a saúde mental.

A compreensão dos efeitos dos nutrientes, compostos bioativos e suplementos nutricionais no contexto da saúde mental abre portas para intervenções terapêuticas complementares e estratégias de manejo de questões relacionadas à saúde mental. Contudo, é importante destacar que a área ainda requer mais pesquisas, especialmente em relação à dosagem, eficácia e segurança a longo prazo dessas intervenções.

Por fim, a integração do conhecimento nutricional à prática culinária permite o reconhecimento do poder transformador dos hábitos alimentares na saúde mental. A ênfase na educação, capacitação e incentivo a hábitos alimentares saudáveis não apenas como fonte de nutrição, mas também como expressão de prazer, destaca a importância de uma abordagem multidimensional na promoção do bem-estar mental.

Livros para ampliar seu repertório

1. *Médicos na cozinha* (Editora dos Editores, 2019) – Aécio Flávio Teixeira de Góis e outros autores: o primeiro livro brasileiro sobre Medicina do Estilo de Vida, que orienta sobre mudanças de hábitos para prevenir doenças, incluindo a importância da alimentação saudável.

2. *Lugar de médico é na cozinha: cura e saúde pela alimentação viva* (Alaúde, 2008) – Dr. Alberto Peribanez Gonzales: este livro destaca a chave para a saúde por meio dos alimentos naturais e da cozinha caseira.

3. *Nutrição em Psiquiatria* (Manole, 2021) – do Instituto de Psiquiatria (IPq): aborda de forma abrangente a nutrição ligada a transtornos psiquiátricos, com contribuições de um time de autores renomados.

4. *Psiquiatria nutricional: estado da arte e prática clínica* (Manole, 2021) – Roberta Carbonari Muzy, Ana Paula Lopes Carvalho e Beny Lafer são citados na publicação que discute a interseção entre nutrição e saúde mental.

Apêndice: Vamos cozinhar?

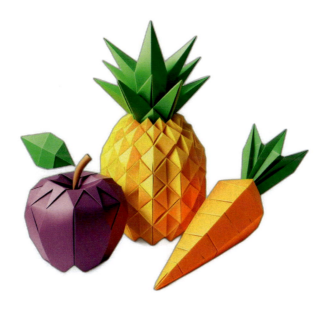

Preparar refeições em casa representa um passo fundamental para a promoção da saúde geral. Ao assumir o controle sobre os alimentos que consumimos, podemos fazer escolhas mais conscientes e saudáveis. Essa prática nos permite selecionar ingredientes frescos e de qualidade, evitando a inclusão de aditivos nocivos, excesso de açúcares, gorduras e sódio presentes em muitos alimentos processados. Além disso, cozinhar em casa nos permite aplicar técnicas culinárias mais saudáveis, controlar o uso de óleos e preservar melhor os nutrientes dos alimentos durante o preparo. Aqui estão algumas receitas que compartilhamos frequentemente durante nossos atendimentos.

Chia demolhada

Ingredientes:

1 colher de sopa (10g) de semente de chia

¼ de copo (60 ml) de água filtrada. Pode substituir por água de coco, suco de uva ou leite vegetal.

Forma de preparo:

Em um pote de vidro com tampa, coloque a chia de molho com água em temperatura ambiente, deixe em repouso por 12 horas com tampa. Consumir puro ou usar em preparações. Para um preparo mais rápido, use água fervida (apenas 2 horas em repouso).

Danoninho de inhame

Ingredientes:

150 g de inhame cozido

150g de morangos congelados

Adoçar conforme a necessidade (mel, mel de tâmaras, 1 colher rasa de açúcar demerara... quanto menos, melhor)

Forma de preparo:

Bater tudo no processador/liquidificador. Levar para a geladeira. Pode acrescentar 1 *scoop* de proteína de colágeno para aumentar a ingestão proteica.

Mousse de abacate e cacau

Ingredientes:

½ unidade de abacate maduro (congelado)

1 colher de sopa de cacau 100%

1 colher de chá de mel ou mel de tâmaras

Opcional: 1 *scoop* de proteína de colágeno (fonte proteica)

Opcional: 2 colheres de chia demolhada (fonte de fibras)

Forma de preparo:

Bater tudo no liquidificador! Levar à geladeira, pode comer com frutas picadas.

Bolo de banana sem glúten

Ingredientes:

4 bananas bem maduras (prata ou nanica)

4 ovos

1 xícara de farinha de amêndoas (ou farinha de coco, de aveia ou uma mistura entre elas)

2 colheres de açúcar mascavo (às vezes nem precisa adoçar, pois já tem o açúcar da fruta)

2 colheres de sopa de óleo de coco

2 colheres de sopa de cacau 100% (opcional)

1 colher de chá de fermento sem alumínio

Forma de preparo:

Bater tudo no liquidificador (exceto o fermento). Misturar o fermento depois, sem bater. Levar ao forno pré-aquecido por cerca de 30 minutos.

Guacamole funcional

Ingredientes:

½ unidade (50g) de abacate maduro

1 unidade média de cebola (opcional)

1 unidade média de tomate sem semente

Suco de 1 limão

1 colher de sopa de óleo de coco

1 colher de café (2 g) de sal

1 colher de chá (5 g) de açafrão

1 colher de sobremesa (10 ml) de azeite extra virgem

Forma de preparo:

Bater tudo no liquidificador! Experimente consumir com frango ou lombo suíno desfiados (uma ótima dica para rechear pães e tapiocas).

Leite de coco caseiro

Ingredientes:

1 coco grande seco (pode já comprar em pedaços)

800 ml de água filtrada

Forma de preparo:

Ferva a água. Em seguida, acrescente os pedaços de coco e deixe ferver por 3 minutos. Desligue o fogo e deixe até ficar morno. Agora, bater bem no liquidificador. Coar utilizando um coador de voal, ou pano de prato seco e limpo. Após coar o leite, a farinha que ficar retida no tecido pode ser armazenada em geladeira, pode ser usado em tudo que desejar (acrescentar em tapiocas, como farinha de bolos, receitas empanadas etc.). Pode congelar por até 3 meses (tanto o leite quanto a farinha).

Referências

AEBERLI, I. *et al.* Low to moderate sugar-sweetened beverage consumption impairs glucose and lipid metabolism and promotes inflammation in healthy young men: a randomized controlled trial. *Am J Clin Nutr.*, 2011;94(2):479-85.

ADAN, R. A. H. *et al.* Nutritional psychiatry: Towards improving mental health by what you eat. *Eur Neuropsychopharmacol.*, 2019, 29:1321–32.

ANTON, S. D. *et al.* Safety and metabolic outcomes of resveratrol supplementation in older adults: results of a twelve-week, placebo-controlled pilot study. *Exp Gerontol.*, 2014 Sep; 57:181-7.

APPLEBY, P. N.; KEY, T. J. The long-term health of vegetarians and vegans. *Proc Nutr Soc.* 2016 Aug;75(3):287-93. DOI: 10.1017/S0029665115004334. Epub 2015 Dec 28. PMID: 26707634.

APPLEBY, P. N. *et al.* Mortality in vegetarians and comparable nonvegetarians in the United Kingdom. *Am J Clin Nutr.* 2016 Jan;103(1):218-30. DOI: 10.3945/ajcn.115.119461. Epub 2015 Dec 9. PMID: 26657045; PMCID: PMC4691673.

ARANGO, C. *et al.* Risk and protective factors for mental disorders beyond genetics: an evidence-based atlas. *World Psychiatry*, 2021, 20(3):417–436.

ARCHER, E.; LAVIE, C. J.; HILL, J. O. The contributions of 'diet', 'genes', and physical activity to the etiology of obesity: Contrary evidence and consilience.

Prog Cardiovasc Dis. 2018 Jul-Aug;61(2):89-102. DOI: 10.1016/j.pcad.2018.06.002. Epub 2018 Jun 12. PMID: 29906484.

ASLAM, H. *et al.* Fermented foods, the gut and mental health: a mechanistic overview with implications for depression and anxiety. *Nutr Neurosci.*, 2020, 23(9):659-671.

ATTUQUAYEFIO, T. *et al.* A four-day Western-style dietary intervention causes reductions in hippocampal-dependent learning and memory and interoceptive sensitivity. *PLoS One*, 2017 Feb 23;12(2):e0172645.

BAYES, J.; SCHLOSS, J.; SIBBRITT, D. Effects of Polyphenols in a Mediterranean Diet on Symptoms of Depression: A Systematic Literature Review. *Adv Nutr.*, 2020, 11(3):602-615.

BÉDARD, A.; NORTHSTONE, K.; HENDERSON, A. J.; SHAHEEN, S. O. Maternal intake of sugar during pregnancy and childhood respiratory and atopic outcomes. *Eur Respir J.* 2017;50(1):1700073.

BENTON, D. To establish the parameters of optimal nutrition do we need to consider psychological in addition to physiological parameters? *Mol Nutr Food Res*, 2013; 57:6–19.

BINDELS, L. B. *et al.* Towards a more comprehensive concept for prebiotics. *Nat Rev Gastroenterol Hepatol.*, 2015;12:303–10.

BLAMPIED, M. *et al.* Broad spectrum micronutrient formulas for the treatment of symptoms of depression, stress and/or anxiety: a systematic review. *Expert Rev Neurother*, 2020 Apr;20(4):351-371.

BRANCA, F. *et al.* Transforming the food system to fight non-communicable diseases. *BMJ*, 2019, 364:l296.

BRIGUGLIO, M. *et al.* Healthy Eating, Physical Activity, and Sleep Hygiene (HEPAS) as the Winning Triad for Sustaining Physical and Mental Health in Patients at Risk for or with Neuropsychiatric Disorders: Considerations for Clinical Practice. *Neuropsychiatr Dis Treat.* 2020 Jan 8;16:55-70.

CHANG-CLAUDE, J. K. *et al.* Dietary and lifestyle determinants of mortality among German vegetarians: Results of a 21-year follow-up. *Cancer Epidemiol Biomarkers Prev.* 2005 Apr;14(4):963-8. DOI: 10.1158/1055-9965.EPI-04-0696. PMID: 15824171.

CHASSAING, B. *et al.* Dietary emulsifiers impact the mouse gut microbiota promoting colitis and metabolic syndrome. *Nature*, 2015, 519, 92–96.

CHEKROUD, A. M.; TRUGERMAN, A. The Opportunity for Exercise to Improve Population Mental Health. *JAMA Psychiatry*, 2019, 76(11):1206-1207.

CHEN, G. Q. *et al.* Association between dietary inflammatory index and mental health: A systematic review and dose-response meta-analysis. *Front Nutr.*, 2021, 5:662357.

CHEN, J.; XU, X. Diet, epigenetic, and cancer prevention. *Adv Genet.*, 2010, 71:237-255.

CHENG, F. W. *et al.* Association of social integration with mortality and hospitalization in women with coronary heart disease. *Am J Cardiol.* 2015;116(9):1355-1362.

CHOUDHARY, A. K.; LEE, Y. Y. Neurophysiological symptoms and aspartame: What is the connection? *Nutr. Neurosci.*, 2018, 21, 306–316.

COVID-19 MENTAL DISORDERS COLLABORATORS. Global prevalence and burden of depressive and anxiety disorders in 204 countries and territories in 2020 due to the COVID-19 pandemic. *Lancet*, 2021, 398(10312):1700-1712.

DING, H. *et al.* Plants, Plants, and More Plants: Plant-Derived Nutrients and Their Protective Roles in Cognitive Function, Alzheimer's Disease, and Other Dementias. *Medicina* (Kaunas), 2022, 58(8):1025.

DINIZ, B. S. *et al.* Oxidative stress markers imbalance in late-life depression. *J Psychiatr Res.*, 2018, 102:29–33.

DINU, M.; PAGLIAI, G.; CASINI, A.; SOFI, F. Mediterranean diet and multiple health outcomes: An umbrella review of metaanalyses of observational studies and randomised trials. *Eur J Clin Nutr.* 2018; 72:30–43.

DOBERSEK, U. *et al.* Meat and mental health: a systematic review of meat abstention and depression, anxiety, and related phenomena. *Crit Rev Food Sci Nutr.*, 2021; 61(4):622-635.

ELSTGEEST, L. E. M. *et al.* Bidirectional associations between food groups and depressive symptoms: longitudinal findings from the Invecchiare in Chianti (InCHIANTI) study. *The British journal of nutrition*, 2019; 121(4):439–450.

ENGLUND-ÖGGE, L. *et al.* Maternal dietary patterns and preterm delivery: results from large prospective cohort study. *BMJ.* 2014 Mar 4;348:g1446.

EYLES, D. W.; BURNE, T. H.; MCGRATH, J. J. Vitamin D, effects on brain development, adult brain function and the links between low levels of vitamin D and neuropsychiatric disease. *Front Neuroendocrinol.*, 2013, 34:47–64.

FILOT, T. *et al.* Consumption of ultra-processed foods and cancer risk: results from NutriNet-Santé prospective cohort. *BMJ.*, 2018;360:k322.

FIRTH, J. *et al.* What is the role of dietary inflammation in severe mental illness? A review of observational and experimental findings. *Front Psychiatry*, 2019, 10:350.

FÖCKER, M. *et al.* Vitamin D and mental health in children and adolescents. *Eur Child Adolesc Psychiatry*, 2017 Sep;26(9):1043-1066.

FREIJE, S. L. *et al.* Association Between Consumption of Sugar-Sweetened Beverages and 100% Fruit Juice With Poor Mental Health Among US Adults in 11 US States and the District of Columbia. *Prev Chronic Dis.*, 2021;18:E51.

FUNG, T. T.; REXRODE, K. M.; MANTZOROS, C. S. *et al.* Mediterranean diet and incidence of and mortality from coronary heart disease and stroke in women. *Circulation.* 2009;119:1093–100.

GARRE-OLMO, J. *et al.* Changes in lifestyle resulting from confinement due to COVID-19 and depressive symptomatology: A cross-sectional a population-based study. *Comprehensive Psychiatry*, 2021, 104:152214.

GEHLICH, K. H. *et al.* Consumption of fruits and vegetables: improved physical health, mental health, physical functioning and cognitive health in older adults from 11 European countries. *Aging Ment Health*, 2020 Apr;24(4):634-641.

GEORGIEFF, M. K.; RAMEL, S. E.; CUSICK, S. E. Nutritional influences on brain development. *Acta Paediatr.*, 2018 Aug;107(8):1310-1321.

GOMEZ-PINILLA, F.; NGUYEN, T. T. Natural mood foods: the actions of polyphenols against psychiatric and cognitive disorders. *Nutr Neurosci.*, 2012, 15(3):127–33.

GRAJEK, M. *et al.* Nutrition and mental health: A review of current knowledge about the impact of diet on mental health. *Front Nutr.*, 2022, Aug 22;9:943998.

GRISSA, I. *et al.* The effect of titanium dioxide nanoparticles on neuroinflammation response in rat brain. *Environ. Sci. Pollut. Res. Int.*, 2016, 23, 20205–20213.

GUASCH-FERRÉ, M.; WILLETT, W. C. The Mediterranean diet and health: a comprehensive overview. *J Intern Med.* 2021 Sep;290(3):549-566.

GUIMARÃES, L. R. *et al.* Serum levels of brain-derived neurotrophic factor in schizophrenia on a hypocaloric diet. *Prog Neuropsychopharmacol Biol Psychiatry.*, 2008, 32:1595–8.

HALLE, M. *et al.* Importance of TNF-alpha and leptin in obesity and insulin resistance: a hypothesis on the impact of physical exercise. *Exerc Immunol Rev.*, 1998, 4:77-94.

HARRELL, C. S. *et al.* High-fructose diet during periadolescent development increases depressive-like behavior and remodels the hypothalamic transcriptome in male rats. *Psychoneuroendocrinology*, 2015;62:252-64.

HAVEL, P. J. Dietary fructose: implications for dysregulation of energy homeostasis and lipid/carbohydrate metabolism. *Nutr Rev.*, 2005;63(5):133-57.

HEIDARZADEH-RAD, N. *et al.* Effects of a psychobiotic supplement on serum brain-derived neurotrophic factor levels in depressive patients: A post hoc analysis of a randomized clinical trial. *J Neurogastroenterol Motil.*, 2020, 26:486–95.

HOLLAND, T. M. *et al.* Dietary flavonols and risk of Alzheimer dementia. *Neurology*, 2020, 94(16):e1749-e1756. DOI: 10.1212/WNL.0000000000008981

HOLT-LUNSTAD, J. *et al.* Loneliness and social isolation as risk factors for mortality: a meta-analytic review. *Perspect Psychol Sci.* 2015;10(2):227-237.

HU, D.; CHENG, L.; JIANG, W. Sugar-sweetened beverages consumption and the risk of depression: A meta-analysis of observational studies. *J Affect Disord*, 2019;245:348-55.

IRL, B. H. *et al.* Culinary Medicine: Advancing a Framework for Healthier Eating to Improve Chronic Disease Management and Prevention. *Clin Ther.*, 2019 Oct;41(10):2184-2198.

JÄRBRINK-SEHGAL, E; ANDREASSON, A. The gut microbiota and mental health in adults. *Curr Opin Neurobiol.*, 2020, 62:102-114.

JIANG, X.; HUANG, J.; SONG, D. *et al.* Increased consumption of fruit and vegetables is related to a reduced risk of cognitive impairment and dementia: Meta--analysis. *Front Aging Neurosci.* 2017 Feb 7;9:18. DOI: 10.3389/fnagi.2017.00018. PMID: 28223933; PMCID: PMC5293796.

JYVÄKORPI, S. K.; URTAMO, A.; PITKÄLÄ, K. H.; STRANDBERG, T. E. Happiness of the oldest-old men is associated with fruit and vegetable intakes. *Eur Geriatr Med*. 2018 Oct;9(5):687-690.

KAHL, L. *et al*. Carotenoids are more bioavailable from papaya than from tomato and carrot in humans: a randomised cross-over study. *Br J Nutr*. 2017;117(1):122-130.

KAPLAN, B. J. *et al*., A randomised trial of nutrient supplements to minimize psychological stress after a natural disaster. *Psychiatry Research*, 2015. 228(3):373-379.

KERKHOF, G. A. Epidemiology of sleep and sleep disorders in The Netherlands. *Sleep Med*, 2017, 30:229e39.

KIM, T. H. *et al*. Associations between Dietary Pattern and Depression in Korean Adolescent Girls. *Journal of pediatric and adolescent gynecology*, 2015; 28(6):533–537.

KLESSE, C. *et al*. Evidenzbasierte Psychotherapie der Depression. *Psychotherapeut*, 2010, 55:247–263.

KOBYASHI, Y. *et al*. Effects of Bifidobacterium breve A1 on the cognitive function of older adults with memory complaints: a randomised, double-blind, placebo-controlled trial. *Benef Microbes*, 2019, 10:511–20.

KONTOGIANNI, M. D. *et al*. A High Polyphenol Diet Improves Psychological Well-Being: The Polyphenol Intervention Trial (PPhIT). *Nutrients.*, 2020, 12(8):2445.

KWON, Y. H. *et al*. Chronic exposure to synthetic food colorant Allura Red AC promotes susceptibility to experimental colitis via intestinal serotonin in mice. *Nat Commun* 13, 7617, 2022.

LA PUMA, J. What is culinary medicine and what does it do? *Popul Health Manag.*, 2016;19:1e3.

LANE, M. M. *et al*. Ultra-Processed Food Consumption and Mental Health: A Systematic Review and Meta-Analysis of Observational Studies. *Nutrients.*, 2022, 14(13):2568.

LASSALE, C. *et al*. Healthy dietary indices and risk of depressive outcomes: a systematic review and meta-analysis of observational studies. *Mol Psychiatry*, 2019 Jul;24(7):965-986.

LEBLANC-MORALES, N. Culinary Medicine: Patient Education for Therapeutic Lifestyle Changes. *Crit Care Nurs Clin North Am.*, 2019 Mar;31(1):109-123.

LESANI, A. *et al.* Eating breakfast, fruit and vegetable intake and their relation with happiness in college students. *Eat Weight Disord.* 2016 Dec;21(4):645-651.

LOUZADA, M. L. D. C. *et al.* Changes in socioeconomic inequalities in food consumption among Brazilian adults in a 10-years period. *Front Nutr.*, 2022, 9:1020987.

LUCIANO, M. *et al.* Depressive Symptoms and Diet: Their Effects on Prospective Inflammation Levels in the Elderly. *Brain Behav Immun.* 2012;26(5):717-720.

LYONS, C. L.; KENNEDY, E. B.; ROCHE, H. M. Metabolic Inflammation-Differential Modulation by Dietary Constituents. *Nutrients.*, 2016, 8(5):247.

MALHI, G. S. *et al.* The 2020 Royal Australian and New Zealand College of Psychiatrists clinical practice guidelines for mood disorders. *Australian and New Zealand Journal of Psychiatry*, 2021, 55:7–117.

MARINO, M. *et al.* A Systematic Review of Worldwide Consumption of Ultra--Processed Foods: Findings and Criticisms. *Nutrients*, 2021, 13, 2778.

MARTIN, S. *et al.* The Role of Diet on the Gut Microbiome, Mood and Happiness. *medRxiv* [Preprint]. 2023 Mar 21:2023.03.18.23287442.

MARX, W. *et al.* Diet and depression: Exploring the biological mechanisms of action. *Mol. Psychiatry*, 2021, 26, 134–150.

MARX, W.; JACKA, F.; O'NEIL, A. Lifestyle-based mental health care in psychiatry: Translating evidence into practice. *Australian & New Zealand Journal of Psychiatry*, 2021, 55(7):641– 643.

MAYER, E. A.; TILLISCH, K.; GUPTA, A. Gut/brain axis and the microbiota. *J Clin Invest.*, 2015, 125:926-938.

MENDONA, R. D. *et al.* Ultraprocessed food consumption and risk of overweight and obesity: the University of Navarra Follow-Up (SUN) cohort study. *Am J Clin Nutr.*, 2016;104:1433-1440.

MERLO, G.; VELA, A. Mental Health in Lifestyle Medicine: A Call to Action. *Am J Lifestyle Med.*, 2021, 16(1):7-20.

MESSAOUDI, M. *et al.* Beneficial psychological effects of a probiotic formulation (Lactobacillus helveticus R0052 and Bifidobacterium longum R0175) in healthy human volunteers. *Gut Microbes.*, 2011, 2:256–61.

MIYAKE, Y. *et al*. Fish and fat intake and prevalence of depressive symptoms during pregnancy in Japan: baseline data from the Kyushu Okinawa Maternal and Child Health Study. *Journal of psychiatric research*, 2013; 47(5):572–578.

MOFRAD, M. D. *et al*. The association of red meat consumption and mental health in women: A cross-sectional study. *Complement Ther Med.*, 2021 Jan:56:102588.

MOHAMMADPOUR, N. *et al*. Effect of vitamin D supplementation as adjunctive therapy to methylphenidate on ADHD symptoms: A randomized, double blind, placebo-controlled trial. *Nutr Neurosci.*, 2018 Apr;21(3):202-209.

MOLENDIJK, M. *et al*. Diet quality and depression risk: A systematic review and dose-response meta-analysis of prospective studies. *J Affect Disord*. 2018;226:346-354.

MONTEIRO, C. A. *et al*. Ultra-processed foods: what they are and how to identify them. *Public Health Nutr.*, 2019, 22(5):936-941.

MORRIS, G. *et al*. Polyphenols as adjunctive treatments in psychiatric and neurodegenerative disorders: Efficacy, mechanisms of action, and factors influencing inter-individual response. *Free Radic Biol Med.*, 2021, 172:101-122.

NIKOLOVA, V. *et al*. Gut feeling: randomized controlled trials of probiotics for the treatment of clinical depression: Systematic review and meta-analysis. *Ther Adv Psychopharmacol.*, 2019.

O'KEEFE, E. L. *et al*. Alcohol and CV health: Jekyll and Hyde J-curves. *Progress in Cardiovascular Diseases* 2018;61:68–75.

O'NEIL, A.; BERK, M.; ITSIOPOULOS, C. *et al*. A randomised, controlled trial of a dietary intervention for adults with major depression (the "SMILES" trial): study protocol. *BMC Psychiatry*. 2013;13:114.

OCHOA-REPÁRAZ, J. *et al*. A gut feeling: the importance of the intestinal microbiota in psychiatric disorders. *Front Immunol.*, 2020, 11:510113.

OKEREKE, O. I.; SINGH, A. The role of vitamin D in the prevention of late-life depression. *J Affect Disord.*, 2016, 198:1–14.

OOSTING, A. *et al*. Rapid and selective manipulation of milk fatty acid composition in mice through the maternal diet during lactation. *J. Nutr. Sci.*, 2015, 4: e19.

OPIE, R. S. *et al*. Dietary recommendations for the prevention of depression. *Nutr Neurosci.*, 2017, 20:161–71.

PARKER, E.; GOLDMAN, J; MOSHFEGH, A. America's nutrition report card: comparing WWEIA, NHANES 2007-2010 Usual nutrient intakes to dietary reference intakes. *FASEB J.*, 2014, 28:384.2.

PARKS, K.; POLAK, R. Culinary Medicine: Paving the Way to Health Through Our Forks. *Am J Lifestyle Med.* 2019 Sep 11;14(1):51-53.

PASCO, J. A. *et al.* Clinical implications of the cytokine hypothesis of depression: the association between use of statins and aspirin and the risk of major depression. *Psychother Psychosom.*, 2010, 79:323–5.

PATEL, V. *et al.* The Lancet Commission on global mental health and sustainable development. *Lancet*, 2018, 392(10157):1553–1598.

PERIS-SAMPEDRO, F. *et al.* Impact of Free-Choice Diets High in Fat and Different Sugars on Metabolic Outcome and Anxiety-Like Behavior in Rats. *Obesity*, 2019 Mar; 27(3):409-419.

PHILLIPS, L. J. *et al.* Stress, the hippocampus and the hypothalamic-pituitary-adrenal axis: implications for the development of psychotic disorders. *Aust N Z J Psychiatry*, 2006, 40:725–41.

POLAK, R. *et al.* Improving patients' home cooking—a case series of participation in a remote culinary coaching program. *Appl Physiol Nutr Metab.* 2017;42:893-896.

PSALTOPOULOU, T. *et al.* Mediterranean diet, stroke, cognitive impairment, and depression: A meta-analysis. *Ann Neurol.*, 2013 Oct;74(4):580-91.

QUINES, C. B. *et al.* Monosodium glutamate, a food additive, induces depressive-like and anxiogenic-like behaviors in young Rats. *Life Sci.*, 2014, 107, 27–31.

RAEDLER, T. J. Inflammatory mechanisms in major depressive disorder. *Curr Opin Psychiatry*, 2011, 24:519–25.

RAZAVI, A. C.; MONLEZUN, D. J.; SAPIN A. *et al.* Multisite Culinary Medicine Curriculum Is Associated With Cardioprotective Dietary Patterns and Lifestyle Medicine Competencies Among Medical Trainees. *Am J Lifestyle Med.* 2020 Jan 24;14(2):225-233.

ROSE, S. *et al.* The Effect of Meditation on Health: a Metasynthesis of Randomized Controlled Trials. *Mindfulness*, 2020, 11:507–516.

RUCKLIDGE, J. J. *et al.* An Observational Preliminary Study on the Safety of Long-Term Consumption of Micronutrients for the Treatment of Psychiatric

Symptoms. *The Journal of Alternative and Complementary Medicine*, Volume 00, Number 00, p. 613–622, 2019.

RUUSUNEN, A.; LEHTO, S. M.; MURSU J. *et al.* Fish, omega-3 fatty acids, and mortality from cardiovascular diseases in a nationwide community-based cohort of Japanese men and women the JACC (Japan Collaborative Cohort Study for Evaluation of Cancer Risk) study. *J Am Coll Cardiol.* 2011; 58(24):2941-2948.

SACHDEVA, V.; ROY, A.; BHARADVAJA, N. Current Prospects of Nutraceuticals: A Review. *Current Pharmaceutical Biotechnology*, 2020, 21: 884-896.

SALIM, S. Oxidative stress and the central nervous system. *J Pharmacol Exp Ther.*, 2017, 360:201-205. DOI:10.1124/ jpet.116.237503.

SANCHEZ-VILLEGAS, A. *et al.* Fast-food and commercial baked goods consumption and the risk of depression. *Public Health Nutr.*, 2012, 15:424–32.

SANCHEZ-VILLEGAS, A. *et al.* Preventing the recurrence of depression with a Mediterranean diet supplemented with extra-virgin olive oil. The PREDI-DEP trial: study protocol. *BMC Psychiatry*, 2019 Feb 11;19(1):63.

SANSONE, R. A.; SANSONE, L. A. Antidepressant adherence: are patients taking their medications? *Innov Clin Neurosci*, 2012, 9:41.

SARRIS, J. *et al.* International Society for Nutritional Psychiatry Research consensus position statement: nutritional medicine in modern psychiatry. *World Psychiatry*, 2015, 14:370–1.

SCOTT, A. J. *et al.* Improving sleep quality leads to better mental health: A meta--analysis of randomised controlled trials. *Sleep Med Rev*, 2021, 60:101556.

SEABURY, S. A. *et al.* Measuring the lifetime costs of serious mental illness and the mitigating effects of educational attainment. *Health Aff* (Millwood)., 2019, 38:652-659.

SHAHRAJABIAN, M. H.; SUN, W.; CHENG, Q. Pharmacological Uses and Health Benefits of Ginger (Zingiber officinale) in Traditional Asian and Ancient Chinese Medicine, and Modern Practice. *Not Sci Biol.*, 2019, 11(3):309-319.

SINGLETARY, K. W. Basil: a brief summary of potential health benefits. *Nutr Today*, 2018;53(2):92–7.

SINGLETARY, K. W. Oregano: overview of the literature on health benefits. *Nutr Today*, 2010;45(3):129–38.

SMITH, A. W.; BOROWSKI, L. A.; LIU, B. *et al.* US primary care physicians' diet-, physical activity-, and weight-related care of adult patients. *Am J Prev Med.* 2011;41:33-42.

SMYTH, A. *et al.* Healthy eating and reduced risk of cognitive decline. A cohort from 40 countries. *Neurology*, Jun 2015, 84 (22) 2258 2265.

SOFI, F.; MACCHI, C.; ABBATE, R. *et al.* Mediterranean diet and health status: an updated meta-analysis and a proposal for a literature-based adherence score. *Public Health Nutr.* 2014 Dec;17(12):2769-82.

SOLFRIZZI, V. *et al.* Relationships of dietary patterns, foods, and microand macronutrients with Alzheimer's disease and late-life cognitive disorders: a systematic review. *J Alzheimers Dis.*, 2017;59:815e849.

SOTOS-PRIETO, M. *et al.* Changes in diet quality scores and risk of cardiovascular disease among US men and women. *Circulation* 138 (2018): 2491–2501.

STEINBERG, F. M. *et al.* Supporting Family Caregivers: No Longer Home Alone: Eating for Healthy Aging. *AJN, American Journal of Nursing*, 119(11):43-51, November 2019.

STEPTOE, A.; SHANKAR, A.; DEMAKAKOS, P.; WARDLE, J. Social isolation, loneliness, and all-cause mortality in older men and women. *Proc Natl Acad Sci U S A.* 2013;110(15):5797-5801.

STUBBS, B. *et al.* EPA guidance on physical activity as a treatment for severe mental illness: a meta-review of the evidence and Position Statement from the European Psychiatric Association (EPA), supported by the International Organization of Physical Therapists in Mental Health (IOPTMH). *Eur Psychiatry*, 2018, 54:124-144.

TAMTAJI, O. R. *et al.* Probiotic and selenium co-supplementation, and the effects on clinical, metabolic and genetic status in Alzheimer's disease: A randomized, double-blind, controlled trial. *Clin Nutr.*, 2019, 38:2569–75.

TRAUTMANN, S.; REHM, J.; WITTCHEN, H. U. The economic costs of mental disorders: do our societies react appropriately to the burden of mental disorders? *EMBO Rep.*, 2016, 17:1245-1249.

UCHIO, R. *et al.* Curcuma longa extract improves serum inflammatory markers and mental health in healthy participants who are overweight: a randomized, double-blind, placebo-controlled trial. *Nutr J.*, 2021, 20(1):91.

VALLS-PEDRET, C. *et al*. Mediterranean diet and age-related cognitive decline: a randomized clinical trial. *JAMA Intern. Med.*, 2015 Jul;175(7):1094-1103.

VAUZOUR, D. Polyphenols and brain health. *OCL.*, 2017, 24:A202.

WILLETT, W. C. *et al*. Mediterranean diet pyramid: a cultural model for healthy eating. *Am J Clin Nutr*. 1995;61:1402S–1406S.

WORLD HEALTH ORGANIZATION; CALOUSTE GULBENKIAN FOUNDATION. *Social determinants of mental health*. Geneva: World Health Organization, 2014.

WORLD HEALTH ORGANIZATION. *World mental health report: transforming mental health for all*. Geneva: World Health Organization, 2022. Licence: CC BY-NC-SA 3.0 IGO.

YANG, F. *et al*. The green tea polyphenol (-)-epigallocatechin-3-gallate blocks nuclear factor-kappa B activation by inhibiting I kappa B kinase activity in the intestinal epithelial cell line IEC-6. *Mol. Pharmacol.*, 2001, 60:528–533.

YOUNG, C. L. *et al*. Efficacy of online lifestyle interventions targeting lifestyle behavior change in depressed populations: A systematic review. *Australian & New Zealand Journal of Psychiatry*, 2018, 52(9):834–846.

ZHERNAKOVA, A. *et al*. Population-based metagenomics analysis reveals markers for gut microbiome composition and diversity. *Science*, 2016, 352:565-569.

ZHU, F. *et al*. Transplantation of microbiota from drug-free patients with schizophrenia causes schizophrenia-like abnormal behaviors and dysregulated kynurenine metabolism in mice. *Mol Psychiatry.*, 2020, 25:2905-2918.

Parte 3

SAÚDE MENTAL POSITIVA ATRAVÉS DA CONSCIÊNCIA

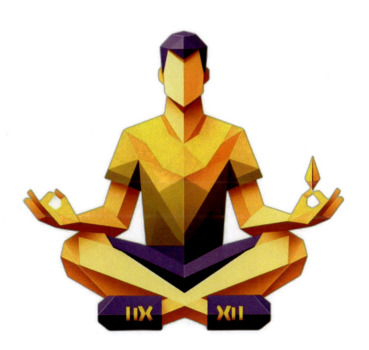

MEDITAÇÃO

A meditação é a chave para a mente serena,
o coração compassivo e a saúde vibrante.
(Deepak Chopra)

A prática milenar da meditação tem cativado a atenção de cientistas e entusiastas da saúde mental e bem-estar há décadas. Desde os antigos ensinamentos até as modernas pesquisas científicas, a meditação vem desempenhando um papel fundamental na promoção da saúde mental, física e emocional.

Do que falaremos neste capítulo?

Neste capítulo, exploraremos os inúmeros efeitos positivos da meditação, tanto tradicionais quanto descobertas recentes, abordando suas diversas formas e aplicações. Desde a meditação *mindfulness*, que visa à constante atenção plena, até técnicas específicas como a meditação da amorosidade e o *Pranayama* do yoga, cada abordagem oferece uma perspectiva única para aprimorar a qualidade de vida.

Além de examinar os benefícios conhecidos da meditação, mergulharemos nas descobertas científicas mais recentes, revelando os impactos neurológicos, psicológicos e fisiológicos dessa prática ancestral. Analisaremos estudos que demonstram como a meditação pode moldar a estrutura cerebral, influenciar os processos cognitivos e emocionais, bem como auxiliar na regulação do estresse e das respostas inflamatórias.

Ao longo deste capítulo, será explorada a aplicação da meditação em contextos clínicos, como na abordagem integrativa dos transtornos mentais, além de sua relevância no aprimoramento da saúde global e da felicidade. Desde seu papel no equilíbrio autonômico até sua capacidade de aprimorar o bem-estar emocional, a meditação tem demonstrado ser uma ferramenta poderosa para aprimorar a saúde mental e emocional. Unindo conhecimentos ancestrais a descobertas científicas contemporâneas, este capítulo oferece uma visão abrangente das inúmeras facetas e potenciais da meditação, destacando seu papel vital no cultivo de uma mente tranquila, emocionalmente resiliente e saudável.

Diversas maneiras de meditar

A **meditação** pode ser compreendida como um treinamento cognitivo destinado a **aprimorar a atenção e a autorregulação emocional**. Na realidade, existem diferentes abordagens de meditação. Na meditação focada, por exemplo, a concentração é direcionada para um mantra específico, imagem, sentimento ou ideia. A atenção plena, ou *mindfulness*, se concentra no momento presente. Já o yoga, por sua vez, representa uma forma de meditação que une disciplina, ética e posturas físicas, enfatizando a harmonia entre corpo e mente. Além de sua presença em contextos religiosos e culturais, a meditação é integrada em diversas práticas de promoção da saúde, como as práticas mente-corpo, tai chi, intervenções baseadas em *mindfulness* e meditação transcendental.

Na vasta literatura científica, a **meditação *mindfulness*** desponta como a forma mais comum de treinamento, visando cultivar um estado de vigilância constante dos próprios pensamentos, ações, emoções e motivações, sem julgamentos de valor. Foi desenvolvida por **Jon Kabat-Zinn**, na década de 1970, a partir da adaptação de métodos de meditação budista, para criar a **Terapia de Redução do Estresse Baseada em *Mindfulness* (MBSR)**. Essa abordagem enfatiza a atenção plena, a consciência do momento presente e o cultivo de uma observação não julgadora de pensamentos e sentimentos. O objetivo é desenvolver uma consciência mais clara das experiências internas e externas, contribuindo para a redução do estresse e a melhoria da saúde mental e emocional.

Outra prática notável é a **Meditação da Amorosidade (*Loving--Kindness Meditation*)**, focada no cultivo de sentimentos de compaixão, bondade e amor, tanto para com os outros quanto para consigo mesmo. Essa prática envolve visualizar pessoas específicas ou grupos desejando-lhes saúde, felicidade, segurança e paz. A Meditação da Amorosidade é frequentemente realizada mediante a repetição mental de frases ou afirmações positivas direcionadas a si mesmo, pessoas próximas, pessoas com quem se tem dificuldades e, por fim, a toda a humanidade. Estudos indicam sua capacidade de reduzir sintomas depressivos, promover emoções positivas e melhorar o bem-estar emocional (Fredrickson *et al.*, 2017).

Em uma revisão sistemática abordando técnicas de meditação com mantras, incluindo a **Meditação Transcendental**, foi constatado que tais métodos podem aprimorar a saúde mental e reduzir afetos negativos em populações não clínicas (Lynch *et al.*, 2018). A Meditação Transcendental, em particular, ganhou destaque nesse cenário, sendo uma técnica de meditação amplamente reconhecida por sua eficácia em promover um estado de consciência transcendental, contribuindo para a redução do estresse e para o aumento do bem-estar psicológico e emocional. Sua abordagem secular e o foco no cultivo de uma mente tranquila e clara têm despertado interesse entre médicos e acadêmicos como uma prática complementar promissora em diversas situações.

Meditação e saúde mental

A prática da meditação está cada vez mais associada a um **envelhecimento saudável em várias dimensões**, incluindo melhorias na cognição e no bem-estar. Os benefícios estendem-se para além do aspecto cognitivo, abrangendo esferas psicológicas como a redução de estados afetivos negativos, como ansiedade e depressão, e a promoção de estados afetivos positivos, como compaixão e benevolência (Klimecki *et al.*, 2019).

Estudos destacam os efeitos do ***Pranayama***, os exercícios respiratórios do yoga, na redução de marcadores biológicos de estresse oxidativo (Bhattacharya; Pandey; Verna, 2002). Essas técnicas respiratórias impactam o equilíbrio autonômico e diversas condições psicológicas, influenciando a função cerebral e outros parâmetros fisiológicos. Além disso, têm demonstrado efeitos positivos em condições como ansiedade, depressão, estresse cotidiano, transtorno do estresse pós-traumático e outras doenças associadas ao estresse (Brown; Gerberg, 2005).

Uma revisão recente conduzida por Kim e colaboradores (2022) indicou uma significativa melhora nos sintomas depressivos (42,9%) e ansiosos (35%) após a implementação de práticas meditativas. Os principais benefícios dessas terapias estão relacionados à melhoria da qualidade do sono e ao controle de sintomas de fadiga, especialmente em pacientes com transtornos mentais. Uma metanálise envolvendo mais de 3.500 indivíduos revelou que programas de meditação *mindfulness* melhoraram sintomas de depressão, ansiedade e dor (Goyal *et al.*, 2014). Os autores enfatizam a importância de os médicos estarem cientes de que programas de meditação podem resultar em redução das múltiplas dimensões negativas do estresse psicológico.

Evidências apontam que os **efeitos positivos da meditação** não se limitam a populações com problemas psicológicos, estendendo-se também à população em geral. Estudos demonstram que retiros de meditação e atenção plena trazem benefícios ao bem-estar e reduzem sintomas depressivos e ansiosos em adultos saudáveis (Mcclintock; Rodriguez; Zerubavel, 2019). Intervenções baseadas em *mindfulness* também apresentaram benefícios no manejo de desordens gastrointestinais funcionais, evidenciando melhorias significativas nos parâmetros da síndrome do intestino irritável e na qualidade de vida (Aucoin *et al.*, 2014). Estudos apoiam a eficácia de práticas meditativas, como *mindfulness*, yoga e meditações com mantras, para pacientes com transtorno do estresse pós-traumático e depressão (Hilton *et al.*, 2017).

Uma metanálise envolvendo 1.076 participantes demonstrou efeitos significativos de programas de meditação *mindfulness* na melhoria da depressão em idosos, sugerindo sua consideração como tratamento complementar ou alternativo para a depressão nesta população (Reangsing *et al.*, 2020). No âmbito clínico, o uso de novas tecnologias, como aplicativos de *mindfulness* para celulares, oferece resultados promissores para aprimorar a saúde mental, representando ferramentas acessíveis e de baixo custo na prática clínica (Gál *et al.*, 2020).

Em um ensaio clínico de não inferioridade, 208 adultos com distúrbios de ansiedade foram aleatoriamente designados para receber intervenção de redução de estresse baseada em *mindfulness* (MBSR) ou o tratamento padrão com a droga antidepressiva escitalopram. Após 8 semanas, **a intervenção baseada em *mindfulness* demonstrou não ser inferior ao tratamento medicamentoso**. Além disso, durante o estudo, 10% dos participantes no grupo que recebeu a medicação descontinuaram o tratamento devido a efeitos adversos, em comparação com nenhum abandono no grupo que participou do programa MBSR (Hoge *et al.*, 2022).

Mindfulness na prática: teoria, benefícios e exercícios

A abordagem multidimensional do *mindfulness* é debatida extensivamente na psicologia ocidental, apresentando múltiplas definições e operacionalizações. As práticas associadas à promoção do *mindfulness* podem variar de acordo com o programa ou intervenção específica, incluindo meditação, yoga ou práticas mente-corpo. O conceito de *mindfulness* pode abranger desde uma disposição ou traço pessoal de estar consciente até uma habilidade cultivada por meio de práticas regulares de atenção plena. Conforme já discutimos anteriormente, a prática do *mindfulness* remonta à década de 1970, quando Jon Kabat-Zinn, professor de medicina, desenvolveu a **Terapia de Redução do Estresse Baseada em *Mindfulness* (MBSR)** na Universidade de Massachusetts Medical Center. Kabat-Zinn adaptou técnicas de meditação budista, desvinculando-as de sua origem religiosa e estruturando-as em um programa secular.

A Terapia de Redução do Estresse Baseada em *Mindfulness* (MBSR) logo se tornou uma das intervenções de *mindfulness* mais amplamente estudadas e aplicadas na saúde mental e na redução do estresse. A eficácia do MBSR e de outras intervenções baseadas em *mindfulness* tem sido investigada em uma série de estudos científicos, a exemplo dos pesquisadores Mark Williams, John Teasdale e Zindel Segal, que desenvolveram a **Terapia Cognitiva Baseada em *Mindfulness* (MBCT)** para prevenir recaídas de depressão. Outros defensores notáveis do *mindfulness* incluem professores e pesquisadores de renome como Richard Davidson, da Universidade de Wisconsin-Madison, e Ellen Langer, de Harvard. O trabalho de Davidson se concentra nas bases neurais do *mindfulness* e em como a prática pode afetar positivamente o cérebro e a saúde emocional. Enquanto isso, Ellen Langer é conhecida por seu trabalho em psicologia da consciência, explorando os efeitos do *mindfulness* na criatividade, tomada de decisão e saúde.

A meditação *mindfulness* te ensina a viver o presente com mais consciência e atenção. Você escolhe o que importa para você naquele instante e se dedica totalmente a isso. Assim, você faz uma atividade por vez.

Estudos científicos recentes destacam os benefícios do *mindfulness* na redução do estresse, na regulação emocional, no aumento da resiliência e no aprimoramento da saúde mental. A prática tem demonstrado efeitos positivos na redução da ansiedade, depressão e no manejo da dor crônica. Além disso, pesquisas sugerem que o *mindfulness* pode melhorar a concentração, a clareza mental e promover uma maior sensação de bem-estar.

Além das variações nas práticas e intervenções específicas, a meditação *mindfulness* pode ser praticada de várias maneiras, adaptando-se às necessidades individuais. Um exercício simples e acessível para começar é a **atenção plena na respiração.** Reserve alguns minutos do seu dia para sentar-se confortavelmente, prestando atenção à sua respiração. Observe como o ar entra e sai do seu corpo, sem tentar alterar o ritmo natural da respiração. Quando sua mente divagar, suavemente direcione sua atenção de volta à respiração, sem julgamento. Outro exercício prático é a **exploração sensorial.** Essa prática envolve dedicar um tempo para observar os sentidos: o que você vê, ouve, cheira, saboreia e sente. Por exemplo, ao tomar uma xícara de chá, concentre-se totalmente na experiência: observe a cor e o movimento do líquido, sinta o calor na xícara, aprecie o aroma e o sabor. Esse exercício ajuda a trazer consciência para o momento presente, afastando a mente de preocupações passadas ou futuras.

Além desses exercícios simples, existem programas estruturados, como o já citado MBSR (*Mindfulness-Based Stress Reduction*), que incorporam uma variedade de práticas de *mindfulness*. **O MBSR oferece a oportunidade de aprender e praticar *mindfulness* em grupo, guiado por um instrutor qualificado**. Durante as sessões, são utilizadas técnicas de meditação, atenção plena no corpo e exercícios de consciência do momento presente.

É importante notar que a prática da meditação *mindfulness* não se limita apenas a sessões formais. **Pode ser integrada à vida diária**, desde a atenção consciente durante atividades rotineiras, como caminhar ou comer, até a aplicação da consciência plena em momentos de interação social ou trabalho. O *mindfulness* oferece uma ferramenta valiosa para lidar com o estresse, reduzir a ansiedade e cultivar uma mente mais clara e focada. Ao praticar a atenção plena regularmente, as pessoas podem desenvolver uma maior capacidade de resposta às situações estressantes e uma maior apreciação pelas experiências cotidianas.

As atitudes fundamentais para a prática de *mindfulness*

Estas atitudes são como pilares que sustentam a construção de uma mente mais consciente e compassiva. São elas:

- **Não julgar**: significa observar a realidade tal como ela é, sem rotular, avaliar ou criticar. É reconhecer que cada pessoa, situação ou evento tem múltiplas perspectivas e que a nossa forma de ver o mundo não é a única nem a verdadeira.

- **Paciência**: significa aceitar o ritmo natural das coisas, sem forçar, apressar ou resistir. É compreender que tudo tem o seu tempo e que não podemos controlar tudo o que acontece. É cultivar uma atitude de espera ativa, sem ansiedade ou frustração.

- **Mente de principiante**: ver cada momento como uma oportunidade de aprendizado, com curiosidade e interesse. Representa deixar de lado as nossas expectativas, suposições e hábitos e abordar cada experiência como se fosse a primeira vez.

- **Aceitação:** reconhecer e acolher a realidade tal como ela se apresenta, sem negar, rejeitar ou modificar. É parar de lutar contra o que não podemos mudar e focar no que podemos fazer. É liberar a nossa energia da resistência e da negatividade e direcioná-la para a ação e a positividade.

- **Confiar:** acreditar na nossa capacidade de lidar com os desafios e as oportunidades que a vida nos oferece. É ter fé em nós mesmos e nos outros.

- **Não esforço:** significa agir com naturalidade, sem tensão ou pressão. É fazer o que tem que ser feito, sem expectativas ou resultados. É estarmos alinhados com o nosso propósito, não com o nosso ego.

Essas atitudes podem ser cultivadas por meio da prática regular do *mindfulness*, mas também **podem ser aplicadas em qualquer momento do nosso dia a dia**. Quanto mais as praticamos, mais elas se tornam parte de nós e mais nos beneficiamos dos seus efeitos.

Mindfulness e felicidade

De maneira semelhante ao *mindfulness*, a felicidade possui múltiplas dimensões e pode ser vista como um estado, uma disposição e uma acumulação de respostas emocionais ao longo do tempo. De acordo com a literatura ocidental recente e a filosofia budista, a felicidade é abordada geralmente por duas perspectivas: **hedônica e eudaimônica**. A abordagem hedônica da felicidade coloca ênfase na satisfação com a vida e nos componentes afetivos, considerando-a como um estado de prazer, satisfação e busca por emoções positivas. Esta perspectiva concentra-se na maximização do prazer e na minimização do desconforto emocional, valorizando experiências agradáveis e a ausência de sofrimento. Por outro lado, a abordagem eudaimônica da felicidade está mais centrada no funcionamento psicológico ótimo, como autorrealização, crescimento pessoal e autonomia. Aqui, a **busca por significado, propósito de vida, conexão autêntica com os outros e desenvolvimento pessoal** são elementos fundamentais. Essa perspectiva transcende a busca por prazer imediato, concentrando-se no **florescimento humano** em um nível mais profundo e duradouro. Essas abordagens não são mutuamente exclusivas e frequentemente estão interligadas na experiência humana da felicidade. Alguns argumentam que a verdadeira felicidade é encontrada na **harmonia entre o prazer hedônico e o significado eudaimônico**, equilibrando o bem-estar emocional com um senso de propósito e realização na vida. Considerando essas distinções e as bases filosóficas e espirituais do *mindfulness*, é razoável sugerir uma conexão entre os conceitos, práticas e processos de *mindfulness* e a felicidade eudaimônica.

Estudos indicam a relevância do *mindfulness* e da autocompaixão para a felicidade. Em publicação apresentada por Campos (2015), buscou-se confirmar a hipótese de que a frequência da prática meditativa se relaciona positivamente com os níveis de *mindfulness*, autocompaixão e felicidade. Os resultados corroboram essas hipóteses, indicando que praticantes frequentes têm maiores níveis de *mindfulness*, autocompaixão e felicidade, comparados aos não praticantes.

Um estudo controlado de intervenção baseada em *mindfulness* foi conduzido em um grande hospital público espanhol (Coo; Salanova, 2017), visando promover a saúde psicossocial dos funcionários. Dezenove funcionários participaram do programa de intervenção, composto por três sessões de 150 minutos, enquanto outros quinze atuaram como grupo de controle em uma lista de espera. Avaliações envolvendo engajamento no trabalho, felicidade e desempenho foram realizadas, e a análise dos dados sugere que o programa foi bem-sucedido em aumentar os níveis existentes de todas as variáveis avaliadas. Após participarem do programa de intervenção de três semanas, os participantes mostraram melhorias significativas nos níveis de *mindfulness*, engajamento no trabalho, felicidade e desempenho no trabalho. Os resultados estão em geral em consonância com estudos anteriores sobre *mindfulness* em contextos ocupacionais, evidenciando a eficácia dessas intervenções em reduzir o estresse relacionado ao trabalho, aumentar a satisfação no trabalho e melhorar o desempenho.

Segundo Bassam Khoury (2023), em recente texto intitulado *Mindfulness and Happiness*, é crucial reconhecer a relevância do *mindfulness* na promoção do bem-estar e da felicidade, embora seu impacto não deva ser considerado como uma solução definitiva. O *mindfulness* é mais do que um meio para atingir a felicidade, é uma maneira de ser que visa aliviar o sofrimento e promover um estilo de vida ético.

Pranayama

Pranayama é uma prática respiratória milenar que explora a relação entre a respiração e o fluxo de energia vital no corpo. Essa técnica é uma das disciplinas centrais do yoga e envolve uma série de exercícios respiratórios projetados para aprofundar e controlar a respiração de maneira consciente. É uma combinação de duas palavras em sânscrito: *"prana"*, que significa energia vital, e *"yama"*, que significa controle. Tem sido reconhecido como um **método poderoso para alcançar equilíbrio físico, mental e emocional**.

Uma técnica eficaz e simples de *Pranayama* para reduzir a ansiedade, que podemos facilmente ensinar aos nossos pacientes, é a **respiração de Nadi Shodhana, ou respiração alternada**. Siga esses passos:

1. **Posição**: sente-se em uma posição confortável, mantendo a coluna ereta, ou deite-se confortavelmente.

2. **Posição das Mãos**: com o polegar da mão direita, pressione suavemente a narina direita, fechando-a. Utilize o dedo anelar ou o dedo médio da mão direita para pressionar gentilmente a narina esquerda, fechando-a. Esses movimentos serão realizados de maneira alternada.

3. **Respiração**: durante a prática, você irá alternar entre inspirar e expirar através de cada narina, bloqueando a outra. Feche a narina direita e inspire lentamente pela narina esquerda, contando até quatro. Em seguida, feche a narina esquerda e expire pela direita, contando até oito. Mantenha a narina esquerda fechada e inspire pela direita, contando até quatro, e assim por diante.

4. **Ritmo**: repita esse ciclo respiratório por alguns minutos ou até se sentir mais relaxado e calmo.

A prática regular dessa técnica de respiração pode trazer uma sensação imediata de calma e redução da ansiedade. Experimente!

Mecanismos fisiológicos da meditação

Há evidências preliminares sugerindo que a prática da meditação pode influenciar positivamente a estrutura cerebral, suas conexões e o metabolismo energético do Sistema Nervoso Central (Klimecki *et al.*, 2019). Em um estudo conduzido por Luders e colaboradores (2016), as características estruturais cerebrais de meditadores experientes sugeriam ser até 7,5 anos mais jovens do que indivíduos do grupo controle. Meditadores de longa data exibiram níveis mais elevados de atenção, função executiva, raciocínio e resolução de problemas em comparação com não meditadores (Prakash *et al.*, 2012). Estudos de neuroimagem evidenciam que meditadores experientes preservam estruturas cerebrais afetadas em condições como ansiedade e depressão, como o córtex pré-frontal medial, o córtex cingulado anterior e a ínsula (Chételat *et al.*, 2017). Mesmo treinamentos de curta duração demonstraram efeitos benéficos, inclusive em aspectos como memória, atenção e função executiva (Gard *et al.*, 2014).

Outras hipóteses sobre os mecanismos de ação da meditação na fisiologia do sistema nervoso incluem regulação dos neurotransmissores serotonina e dopamina, aumento do tônus parassimpático, elevação dos níveis e atividade de antioxidantes endógenos e redução de marcadores inflamatórios (Kasala *et al.*, 2014; Bottaccioli *et al.*, 2018). As práticas meditativas exercem influência em diversas funções cerebrais, na atividade autonômica e nos níveis de melatonina, correlacionando-se também com a qualidade do sono (Nagendra *et al.*, 2012). Estudos indicam que essas práticas podem inibir o fator nuclear NF-kB (Buric *et al.*, 2017) e apresentar efeitos positivos na biologia dos telômeros (Conklin *et al.*, 2019). Pesquisas com meditadores, mesmo fora dos períodos de prática formal, corroboram a hipótese de alterações epigenéticas duradouras obtidas via treinamento prolongado (Kaliman, 2019).

Diversos outros mecanismos são descritos para explicar a conexão entre a prática da meditação e a saúde mental. Yela e colaboradores (2020) destacam a importância de variáveis como **autocompaixão, presença de sentido de vida e evitação experiencial**. Segundo os autores, a frequência da prática de meditação está associada a níveis mais elevados de autocompaixão, que por sua vez se relaciona com melhor bem-estar e outros desfechos positivos em saúde mental. A evitação experiencial refere-se à tendência de evitar experiências internas desconfortáveis, como pensamentos, emoções e sensações, podendo resultar em consequências negativas a longo prazo.

Ademais, a prática da meditação facilita a reavaliação de pensamentos negativos, levando a uma menor reatividade emocional e a um melhor gerenciamento emocional. Ela também aprimora a capacidade de desviar a atenção de pensamentos negativos, estimulando a mente a redirecionar-se suavemente para um ponto de foco desejado. Também aumenta a consciência das sensações corporais e permite estratégias compensatórias tanto psicológicas quanto emocionais.

Ensinando a meditar

Os estudos de Cardoso e colaboradores (2004) trazem uma definição operacional da meditação, oferecendo parâmetros precisos para sua descrição e uso em protocolos de pesquisa. A meditação, segundo os autores, deve obedecer aos seguintes critérios: (1) utilizar uma técnica específica e claramente definida, passível de ensino e aprendizado; (2) envolver relaxamento muscular em algum estágio do processo; (3) necessitar obrigatoriamente de um "relaxamento da lógica", envolvendo a intenção de não analisar ou julgar os efeitos psicofísicos, sem criar expectativas; (4) ser um estado autoinduzido, independente de um instrutor; e (5) utilizar algum método de autofocalização, conhecido como "âncora", seja por meio de um foco de concentração (uma "âncora positiva") ou de "desligamento" (uma "âncora negativa"). Para se aprofundar nos ensinamentos sobre meditação do professor Cardoso, sugerimos a leitura de seu livro *"Medicina e meditação: um médico ensina a meditar"*. No final do capítulo, separamos algumas outras referências de leitura.

Prosseguindo: durante a prática da meditação, toda a atenção é direcionada para a habilidade de autofoco, a âncora, um mecanismo que conduz ao estado de "relaxamento da lógica". Esforços contínuos para manter a autofocalização ativam o lobo pré-frontal; porém, com o avanço na técnica, esse processo acaba por alterar sua função, permitindo alcançar o tão buscado "relaxamento da lógica". **O exercício repetitivo de redirecionar o foco para a "âncora", sempre que o indivíduo perceber estar envolvido em pensamentos, forma a base da meditação.**

Vamos explicar melhor. Durante a prática da meditação, é natural que nossa atenção seja desviada por estímulos externos ou pensamentos. Imagine-se em um momento de meditação profunda, concentrado na respiração (sua "âncora"), quando de repente um som alto na rua interrompe sua tranquilidade. Esses momentos podem parecer perturbadores, mas fazem parte da prática. Quando algo assim acontece, perceba o barulho na rua. Se sua atenção se desviar para esse som, não se preocupe, é comum. **A meditação não exige um estado de completa quietude, mas sim a capacidade de reconhecer e redirecionar sua atenção.** Em vez de se deixar levar pelo som, perceba-o com gentileza e, suavemente, traga seu foco de volta para sua âncora. Por exemplo, você pode retornar à sua respiração, concentrando-se no movimento do ar entrando e saindo de suas narinas. Sinta a expansão do peito a cada inspiração e a suavidade da expiração. Ao redirecionar sua atenção, esteja consciente de que esse processo faz parte da prática. Não se julgue por se distrair; em vez disso, acolha esses momentos com compaixão e retorne gentilmente ao seu ponto de foco. Lembre-se de que a prática da meditação não é sobre eliminar completamente distrações, mas sim sobre cultivar a capacidade de reconhecê-las e trazer a atenção de volta ao momento presente, à âncora escolhida para sua prática.

Outro exemplo de técnica básica de meditação consiste na **técnica em três tempos**, ideal para o treinamento de "âncora" para pessoas que estão iniciando na prática. O foco da sua atenção estará em sua respiração abdominal e na contagem da respiração em três tempos. Sente-se de maneira confortável, com a coluna ereta. É importante que você fique sem se mexer por todo o exercício, evite fazer qualquer movimento. Faça inspirações abdominais (imagine que sua barriga é um balão, e você precisa enchê-lo) e conte mentalmente de um a três. Suspenda a respiração, com o ar preso, por alguns instantes. Agora, expire contando de três a um, contraindo suavemente o abdome. Procure fazer as contagens de maneira lenta, em um ritmo lento e confortável. Como falamos anteriormente, sempre que algum pensamento surgir, volte seu foco de atenção para o abdome e a respiração. Tente praticar com regularidade e evite criar expectativas com as práticas.

É importante ressaltar que as práticas meditativas não estão isentas de eventos adversos. Uma revisão realizada por Farias e colaboradores (2020) constatou uma prevalência total de eventos adversos de 8,3%, semelhante àquela relatada para a prática psicoterapêutica em geral. Os eventos mais comuns reportados foram ansiedade, depressão e anormalidades cognitivas.

Inserindo a meditação no dia a dia

Integrar a meditação na rotina pode parecer desafiador, mas com algumas práticas simples, é possível transformar esse exercício em um hábito gratificante e revigorante. Permita-se explorar essa jornada em busca de paz interior e clareza mental. Seguem algumas dicas para estimulá-lo:

1. **Comece pequeno, aumente gradualmente**: iniciar com sessões curtas de dez minutos pode ser o ponto de partida ideal. À medida que se acostuma com a prática, aumente gradualmente o tempo para vinte ou trinta minutos.

2. **Encontre um momento ideal**: reserve um momento do dia que se adapte à sua rotina, seja de manhã, no intervalo do almoço ou antes de dormir. Escolha um momento onde você possa se dedicar à meditação sem pressa.

3. **Escolha seu espaço**: encontre um local tranquilo e livre de distrações. Pode ser um canto especial na sua casa ou até mesmo um espaço ao ar livre, onde se sinta confortável.

4. **Postura e respiração**: mantenha uma postura confortável, seja sentado ou deitado. Foque na respiração, observando-a de forma natural e sem forçar. A respiração é uma poderosa "âncora" para o momento presente.

5. **Aceitação sem julgamento**: durante a prática, é normal que a mente divague. Em vez de se frustrar, pratique a aceitação sem julgamentos. Gentilmente, traga a atenção de volta à respiração ou ao momento presente.

6. **Incorpore na rotina diária**: além das sessões formais de meditação, experimente trazer a atenção plena para suas atividades diárias. Seja lavando a louça, caminhando ou comendo, esteja consciente do que está fazendo.

7. **Utilize recursos auxiliares**: aplicativos de meditação, vídeos ou guias podem ser ótimos recursos para iniciar ou aprimorar a prática. Eles oferecem diferentes abordagens e durações para se adequar à sua preferência.

8. **Seja consistente, seja gentil**: a consistência é fundamental para cultivar o hábito da meditação. Porém, seja gentil consigo mesmo se perder um dia ou sentir dificuldade. O importante é retornar à prática com compaixão.

Considerações finais

A jornada pelos meandros da meditação revela não apenas uma prática ancestral, mas um universo de potencialidades para a mente, corpo e espírito. Os estudos, desde os primeiros relatos até as mais recentes descobertas científicas, convergem para uma conclusão clara: a meditação não é apenas uma técnica, é um caminho para a saúde e o bem-estar integral.

Ao explorarmos as diversas formas de meditação, pudemos testemunhar como a prática da atenção plena, da meditação com mantras, do *Pranayama* e de outras técnicas tem efeitos profundos em nossa fisiologia, psicologia e emoções. A evidência científica reforça sua eficácia na gestão de distúrbios mentais, na redução do estresse crônico e na promoção de uma mente mais equilibrada. Sua aplicação, não apenas como um complemento terapêutico, mas como uma prática acessível e transformadora para todos, revela um potencial ainda inexplorado para melhorar a saúde mental em diferentes contextos e populações.

A meditação transcende as fronteiras culturais, sociais e temporais, sendo uma ponte entre o conhecimento milenar e a ciência moderna. Seus efeitos benéficos ecoam não apenas nas paredes dos templos e centros de prática, mas também nas clínicas, escolas e ambientes de trabalho. Por fim, este capítulo serve como um convite para explorar e integrar a meditação em nossas vidas, como um caminho para a serenidade, a clareza mental e a saúde integral.

Livros para ampliar seu repertório

Estas referências oferecem diferentes perspectivas sobre a prática da meditação e temas relacionados, fornecendo *insights* valiosos sobre seu impacto na saúde mental, no bem-estar emocional e na busca por significado na vida.

1. *A Arte da meditação* (L&PM Editores, 2019) – Matthieu Ricard: escrito por um monge budista, este livro explora os benefícios da meditação e fornece orientações práticas para incorporar a meditação na vida diária, destacando seus efeitos positivos na saúde mental e emocional.

2. *Atenção plena - mindfulness: como encontrar a paz em um mundo frenético* (Sextante, 2015) – Mark Williams e Danny Penman: este livro oferece uma introdução detalhada à prática da atenção plena, incluindo técnicas de meditação e exercícios para reduzir o estresse e aumentar a serenidade no dia a dia.

3. *Mindful way through depression* (Guilford Publications, 2007) – Mark Williams, John Teasdale, Zindel Segal e Jon Kabat-Zinn: este livro aborda a aplicação do *mindfulness* no tratamento da depressão, oferecendo estratégias baseadas em MBSR para lidar com os sintomas depressivos.

4. *Medicina e meditação: um médico ensina a meditar* (MG Editores, 2019) – Roberto Cardoso: uma abordagem que tem crescido bastante, explorando como a meditação pode ser complementar aos tratamentos médicos e promover bem-estar físico e mental. Este livro oferece uma abordagem precisa sobre técnicas de meditação, sem orientação religiosa, filosófica ou moral. É uma obra para leitura, aprendizado e prática.

5. ***Viva bem com a dor e a doença - o método da atenção plena***
(Summus Editorial, 2011) – Vidyamala Burch: é um guia que
oferece um método revolucionário para lidar com a dor crônica
e doenças por meio da atenção plena. O livro ensina técnicas de
meditação e respiração.

Referências

AUCOIN, M. *et al.* Mindfulness-based therapies in the treatment of functional
gastrointestinal disorders: A meta-analysis. *Evidence-Based Complementary and
Alternative Medicine*, 2014, 140724.

BHATTACHARYA, S.; PANDEY, U. S.; VERMA, N. S. Improvement in oxidative
status with yogic breathing in young healthy males. *Indian Journal of Physiology
and Pharmacology*, 2002, 46(3), 349-354.

BOTTACCIOLI, A. G. *et al.* Stress and the psyche-brain-immune network in psychiatric diseases based on psychoneuroendocrineimmunology: A concise review.
Annals of the New York Academy of Sciences, 2019, 1437(1), 31-42.

BROWN, R. P.; GERBARG, P. L. *et al.* Sudarshan Kriya yogic breathing in the
treatment of stress, anxiety, and depression: Part I-neurophysiologic model. *Journal
of Alternative and Complementary Medicine*, 2005, 11(1), 189-201.

BURIC, I. *et al.* What Is the Molecular Signature of Mind-Body Interventions?
A Systematic Review of Gene Expression Changes Induced by Meditation and
Related Practices. *Front Immunol.*, 2017 Jun 16;8:670.

CAMPOS, D. *et al.* Meditation and happiness: Mindfulness and self-compassion
may mediate the meditation–happiness relationship. *Personality and Individual
Differences*, v 93, p. 80-85, 2016.

CARDOSO, R.; DE SOUZA, E. *et al.* Meditation in health: An operational defini-
tion. *Brain Research Protocols*, 2004, 14(1), 58-60.

CHÉTELAT, G., ME ZENGE, F. *et al.* Reduced age-associated brain changes in
expert meditators: A multimodal neuroimaging pilot study. *Scientific Reports*,
2017, 7, 10160.

CONKLIN, Q. A.; CROSSWELL, A. D. *et al.* Meditation, stress processes, and
telomere biology. *Current Opinion in Psychology*, 2019, 28, 92-101.

COO, C.; SALANOVA, M. Mindfulness Can Make You Happy-and-Productive: A Mindfulness Controlled Trial and Its Effects on Happiness, Work Engagement and Performance. *J Happiness Stud* 19, 1691–1711, 2018.

CRAMER, H.; LAUCHE, R. *et al.* Yoga for depression: A systematic review and meta-analysis. *Depression and Anxiety*, 2013, 30(11), 1068-1083.

DIETRICH, A. Functional neuroanatomy of altered states of consciousness: The transient hypofrontality hypothesis. *Consciousness and Cognition*, 2002, 12, 231-256.

FARIAS, M. *et al.* Adverse events in meditation practices and meditation-based therapies: A systematic review. *Acta Psychiatrica Scandinavica*, 2020, 142(5), 374-393.

FREDRICKSON, B. L. *et al.* Positive emotion correlates of meditation practice: A comparison of mindfulness meditation and loving-kindness meditation. *Mindfulness*, 2017, 8(6), 1623-1633.

GÁL, E.; ȘTEFAN, S. *et al.* The efficacy of mindfulness meditation apps in enhancing users' well-being and mental health related outcomes: A meta-analysis of randomized controlled trials. *Journal of Affective Disorders*, 2021, 279, 131-142.

GARD, T. *et al.* The potential effects of meditation on age-related cognitive decline: A systematic review. *Annals of the New York Academy of Sciences*, 2014, 1307, 89-103.

GOYAL, M. *et al.* Meditation programs for psychological stress and well-being: A systematic review and meta-analysis. *JAMA Internal Medicine*, 2014, 174(3), 357-368.

HOGE, E. A. *et al.* Mindfulness-based stress reduction vs escitalopram for the treatment of adults with anxiety disorders: A randomized clinical trial. *JAMA Psychiatry*, 2023, 80(1), 13-21.

HILTON, L. *et al.* Meditation for posttraumatic stress: Systematic review and meta-analysis. *Psychological Trauma: Theory, Research, Practice, and Policy*, 2017, 9(4), 453-460.

KALIMAN, P. Epigenetics and meditation. *Current Opinion in Psychology*, 2019, 28, 76-80.

KASALA, E. R. *et al.* Effect of meditation on neurophysiological changes in stress-mediated depression. *Complementary Therapies in Clinical Practice*, 2014, 20(1), 74-80.

KHOURY, B. Mindfulness and Happiness. *Mindfulness* 14, 2824–2828, 2023.

KIM, D. Y. *et al.* Systematic review for the medical applications of meditation in randomized controlled trials. *International Journal of Environmental Research and Public Health*, 19(3), 1244, 2022.

KLIMECKI, O. *et al.* The impact of meditation on healthy ageing – the current state of knowledge and a roadmap to future directions. *Current Opinion in Psychology*, 2019, 28, 223-228.

KUYKEN, W. *et al.* Efficacy of mindfulness-based cognitive therapy in prevention of depressive relapse: An individual patient data meta-analysis from randomized trials. *JAMA Psychiatry*, 2016, 73(6), 565-574.

LOMAS, T. *et al.* A systematic review of the impact of mindfulness on the well-being of healthcare professionals. *Journal of Clinical Psychology*, 2018, 74(3), 319-355.

LUDERS, E. *et al.* Estimating brain age using high-resolution pattern recognition: Younger brains in long-term meditation practitioners. *NeuroImage*, 2016, 134, 508-513.

LYNCH, J. *et al.* Mantra meditation for mental health in the general population: A systematic review. *European Journal of Integrative Medicine*, 2018, 23:101-108.

MCCLINTOCK, A. S.; RODRIGUEZ, M. A.; ZERUBAVEL, N. The Effects of Mindfulness Retreats on the Psychological Health of Non-clinical Adults: a Meta--analysis. *Mindfulness*, 2019, 10:1443–1454.

NAGENDRA, R. P. *et al.* Meditation and its regulatory role on sleep. *Frontiers in Neurology*, 2012, 3, 54.

PRAKASH, R. *et al.* Long-term concentrative meditation and cognitive performance among older adults. *Aging Neuropsychol Cogn*, 2012, 19:479-494.

REANGSING, C. *et al.* Effects of mindfulness meditation interventions on depression in older adults: A meta-analysis. *Aging & Mental Health*, 2021, 25(7), 1181-1190.

YELA, J. R. *et al.* Self-compassion, meaning in life, and experiential avoidance explain the relationship between meditation and positive mental health outcomes. *J Clin Psychol.*, 2020 Sep;76(9):1631-1652.

Parte 4

FORTALECENDO O CÉREBRO COM O CORPO

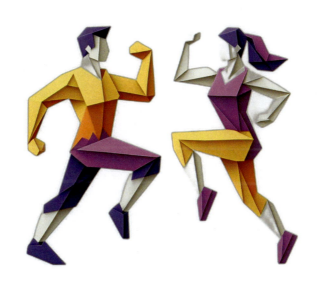

EXERCÍCIO FÍSICO

O exercício físico é a coisa mais próxima
de uma pílula mágica para a saúde
do cérebro que já foi descoberta.
(Wendy Suzuki)

Agora, mergulharemos na **relação entre o exercício físico e a saúde mental**, em especial o que denominamos **saúde mental positiva**, explorando não apenas os benefícios evidentes nas doenças mentais, mas também os mecanismos fundamentais que conectam a atividade física ao nosso bem-estar psicológico.

Do que falaremos neste capítulo?

Exploraremos o papel vital do exercício físico na promoção da saúde mental, examinando evidências científicas, as diversas modalidades de atividade física e seus impactos específicos nos diferentes transtornos psicológicos, além de elucidar os mecanismos biológicos subjacentes aos benefícios observados. Por meio de uma análise abrangente, buscamos não apenas destacar os efeitos positivos do exercício na saúde mental, mas também apresentar perspectivas práticas para integrar a atividade física como uma estratégia na melhoria do bem-estar psicológico e na promoção da felicidade.

A relação entre exercício físico e saúde mental tem sido amplamente explorada e evidencia-se cada vez mais como um elo fundamental na promoção do bem-estar humano. Ao longo das últimas décadas, a compreensão dos impactos do exercício no cérebro e nas condições psicológicas vem se expandindo, revelando o exercício como uma ferramenta poderosa no tratamento e na prevenção de uma vasta gama de transtornos mentais. A interação complexa entre a atividade física e a saúde mental tem sido objeto de inúmeros estudos e pesquisas, revelando não apenas os benefícios diretos na redução dos sintomas, mas também os mecanismos biológicos e psicológicos que fundamentam essa inter-relação.

Definindo conceitos

Atividade física pode ser definida como qualquer movimento corporal produzido pelos músculos esqueléticos que requer gasto de energia acima do nível de repouso, abrangendo uma vasta gama de formas, desde caminhadas, ciclismo, prática de esportes até tarefas domésticas ou recreação ativa (WHO, 2010; WHO, 2022). Por outro lado, **comportamento sedentário** é caracterizado por períodos prolongados de estar sentado, reclinado ou deitado com baixo gasto energético.

> **São exemplos de atividade física**: caminhar, correr, pedalar, brincar, subir escadas, carregar objetos, dançar, limpar a casa, passear com animais de estimação, cultivar a terra, cuidar do quintal, praticar lutas, ginástica, yoga, entre outros.

Esses conceitos sobre atividade física e comportamento sedentário têm implicações profundas na vida cotidiana. Incorporar atividades simples, como **caminhar mais durante o dia, optar por escadas em vez de elevadores, ou dedicar um tempo regular para atividades recreativas ativas**, pode fazer diferença na promoção da saúde física e mental. Incorporar essas práticas na rotina diária pode resultar em benefícios significativos para a saúde, ao mesmo tempo que reduz os efeitos prejudiciais do comportamento sedentário prolongado.

> Pequenas modificações na rotina diária, como a **interrupção dos períodos prolongados de trabalho sedentário com pausas ativas**, são essenciais para melhorar o bem-estar psicológico. Estes intervalos, seja levantando-se regularmente durante o trabalho ou optando por atividades mais dinâmicas, como usar as escadas em vez do elevador, promovem não só a quebra da monotonia, mas também revitalizam corpo e mente. Essas práticas, somadas e incorporadas gradativamente, proporcionam uma mudança significativa na sensação de bem-estar geral.

Já a definição de **exercício físico**, de acordo com o Ministério da Saúde, abrange atividades físicas planejadas, estruturadas e repetitivas, visando melhorar ou manter as capacidades físicas e/ou o peso corporal. O exercício físico envolve movimentos corporais específicos, geralmente executados de forma sistemática, com uma dose controlada de intensidade, duração e frequência. Diferencia-se da atividade física em geral pela sua natureza deliberada e direcionada para objetivos físicos específicos. Por exemplo, um programa de corrida com uma rotina predefinida, um treinamento de resistência com séries e repetições específicas ou uma aula de Pilates estruturada são exemplos de exercícios físicos, pois buscam melhorar a resistência cardiovascular, a força muscular e/ou a flexibilidade de maneira específica e planejada.

- **Atividade física**: qualquer movimento corporal produzido pelos músculos esqueléticos que requer gasto de energia acima do nível de repouso.

- **Exercício físico**: tipo de atividade física planejada, estruturada e repetitiva, cujo objetivo consiste em melhorar ou manter as capacidades físicas e/ou o peso corporal.

- **Comportamento sedentário**: qualquer comportamento de vigília sentado, reclinado ou deitado, com baixo gasto energético.

Para determinação da intensidade do esforço físico, pode-se empregar a **avaliação subjetiva** do indivíduo. Uma abordagem subjetiva frequentemente utilizada para determinar a intensidade do esforço físico é o que chamamos de **"teste da fala"**. Durante a prática de atividade física, a capacidade de manter uma conversa ou até mesmo cantar uma música pode indicar diferentes níveis de esforço. Em intensidades leves, o indivíduo consegue respirar tranquilamente, conversar ou cantar sem dificuldades. Na intensidade moderada, o diálogo é possível, mas com alguma dificuldade, enquanto cantar pode se tornar impraticável. Por fim, em intensidades vigorosas, a fala durante o movimento se torna inviável. Embora essa técnica seja subjetiva e variável entre indivíduos, pode servir como uma ferramenta inicial para avaliar a intensidade do exercício (e também para facilitar sua prescrição), especialmente em ambientes onde não se dispõe de recursos para monitoramento mais preciso da frequência cardíaca ou de outras medidas de intensidade.

"Teste da Fala" para determinação subjetiva da intensidade do exercício físico:

- **Nível de esforço leve**: o indivíduo consegue manter uma respiração tranquila e realizar conversas ou cantar sem dificuldades.

- **Nível de esforço moderado**: a capacidade de diálogo é viável, embora possa apresentar alguma dificuldade, enquanto cantar se torna mais desafiador.

- **Nível de esforço intenso**: durante atividades vigorosas, torna-se inviável manter a fala enquanto se movimenta.

Quanto de atividade física é suficiente?

As **diretrizes da Organização Mundial da Saúde (OMS)** recomendam um **mínimo de 150 a 300 minutos** de atividade física aeróbica de moderada intensidade por semana para adultos e idosos, ou **75 a 150 minutos** de atividade física vigorosa, ou uma combinação equivalente de ambos os tipos. Além disso, recomenda-se a prática de **atividades de fortalecimento muscular pelo menos duas vezes por semana** (WHO, 2022). Para crianças e adolescentes, a recomendação é de uma média de **60 minutos por dia** de atividade física aeróbica moderada. Para idosos, as recomendações englobam também **atividades físicas multicomponentes** que enfatizem o equilíbrio funcional, a coordenação motora e a força muscular, pelo menos três vezes por semana. Essas diretrizes fornecem um ponto de partida para promover uma vida ativa e saudável, destacando a importância da atividade física regular para a saúde geral.

A adesão aos níveis recomendados de atividade física, mesmo entre indivíduos lidando com condições crônicas ou deficiências, traz consigo uma série de vantagens significativas para a saúde. A prática regular auxilia na prevenção e manejo de enfermidades cardiovasculares, hipertensão e diabetes. Além disso, reduz substancialmente o risco de desenvolvimento de várias formas de câncer, incluindo os de mama e cólon. Destaca-se também por mitigar os sintomas associados à depressão e ansiedade, tendo um impacto positivo na saúde mental promovendo emoções agradáveis. A atividade física também desempenha um papel crucial na saúde cerebral, com melhora da função cognitiva. O fortalecimento da estrutura muscular e óssea atua como uma importante ferramenta na prevenção de quedas, especialmente entre a população idosa.

Figura 2 – Diretrizes para atividade física

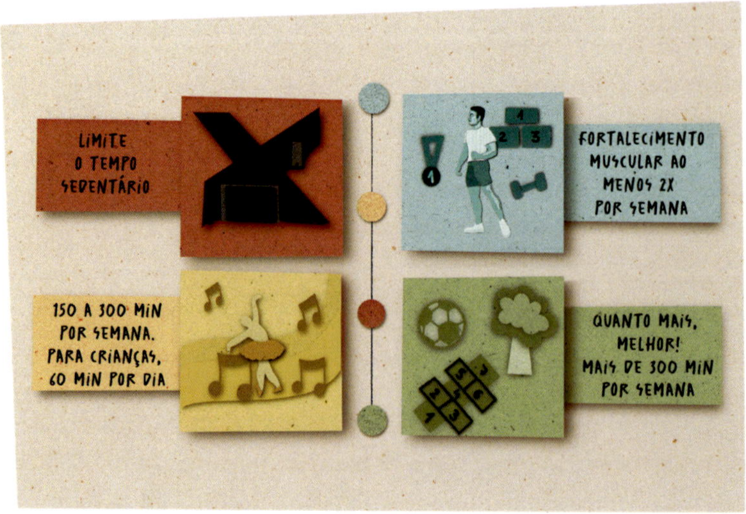

Fonte: adaptado de WHO (2022)

É crucial enfatizar que essas **recomendações devem ser adaptadas** às necessidades e capacidades individuais. Cada pessoa possui diferentes condições físicas, fisiológicas e de saúde que podem influenciar a maneira como respondem ao exercício. Portanto, é fundamental a personalização das recomendações, levando em consideração idade, condições médicas preexistentes, nível de aptidão física e outras circunstâncias individuais. Vale ressaltar que qualquer quantidade de atividade física, mesmo que abaixo das recomendações mínimas, oferece vantagens à saúde em comparação com a ausência de exercícios.

> **As recomendações são claras**: qualquer quantidade de atividade física é melhor do que nenhuma, e quanto mais, melhor. O importante é encorajar e apoiar todos os esforços para a promoção de um estilo de vida ativo.

Apesar dos benefícios documentados da atividade física, estatísticas globais revelam que aproximadamente 1,4 bilhão de adultos, correspondendo a aproximadamente 27,5% da população adulta mundial, **não alcançam os níveis mínimos recomendados de atividade física** (Guthold *et al.*, 2018). Com o avanço da idade, tanto homens quanto mulheres tendem a ser menos ativos fisicamente, embora a atividade física possa desempenhar um papel crucial na prevenção de quedas, manutenção da independência e melhoria da saúde psicossocial. Essa tendência preocupante também é observada entre os jovens, com 81% dos indivíduos entre 11 e 17 anos não atingindo as recomendações diárias mínimas de atividade física.

Os efeitos comprovados

Estudos consistentemente demonstram que a **atividade física regular** é um **fator de proteção fundamental na prevenção e manejo de doenças crônicas não transmissíveis**, incluindo distúrbios cognitivos e condições psiquiátricas como ansiedade e depressão (WHO, 2022). Relatórios da OMS apontam que cerca de 7% a 8% de todos os casos de doença cardiovascular, depressão e demência poderiam ser prevenidos com níveis mais altos de atividade física. Além disso, indivíduos fisicamente ativos apresentam um risco 20% a 30% menor de morte prematura.

Em estudo de coorte com mais de 250 mil indivíduos, ser fisicamente ativo mediante participação em qualquer tipo de atividade de lazer associou-se a menores riscos de mortalidade em adultos mais velhos, em uma associação dose-resposta curvilínea (Watts *et al.*, 2022). Em estudo conduzido por Warburton, Nicol & Bredin (2006), os autores destacam que a prática regular de atividade física demonstrou impactos positivos na prevenção de doenças crônicas, como doenças cardíacas, diabetes e alguns tipos de câncer. Lee e colaboradores (2012) examinaram os efeitos da inatividade física em doenças não transmissíveis, enfatizando seu impacto negativo significativo na saúde global e ressaltando a importância da atividade física na prevenção dessas condições. Em outro estudo, Reiner e colaboradores (2013) destacam os benefícios de longo prazo da atividade física, demonstrando que a prática regular ao longo do tempo está associada a diversos benefícios para a saúde, incluindo a redução do risco de doenças crônicas.

De acordo com as diretrizes do *American College of Sports Medicine* e da *American Heart Association*, a prática regular de atividade física está associada a melhorias significativas na saúde cardiovascular, reduzindo o risco de doenças cardíacas e acidentes vasculares cerebrais. Além disso, a atividade física regular contribui para a redução da pressão arterial, melhora nos níveis de lipídios no sangue e aumento da função cardiorrespiratória (Haskell *et al.*, 2007). De fato, a atividade física tem demonstrado benefícios marcantes no metabolismo lipídico, promovendo a redução dos níveis de triglicerídeos e LDL-colesterol, além do aumento do HDL-colesterol. Estudos indicam que de 3,5 a 7 horas semanais de atividade moderada a vigorosa ou 30 a 60 minutos de exercícios diários podem reduzir os triglicerídeos em até 50%, diminuir o LDL-c em 5% e elevar o HDL-c em 10% (Pelliccia *et al.*, 2021).

Por que você deve fazer atividade física?

1. **Promoção de bem-estar e qualidade de vida:**
   - Desfrute de uma vida plena com melhor qualidade.
   - Desenvolvimento humano integral.
   - Melhora da autoestima.
2. **Saúde física:**
   - Melhora da saúde cardíaca e condição física geral.
   - Controle do peso e prevenção da obesidade.
   - Diminuição do risco de doenças crônicas como hipertensão, diabetes, doenças do coração e certos tipos de câncer.

- Redução do risco de demência, como a doença de Alzheimer.

3. **Saúde mental:**
   - Redução do estresse, ansiedade e sintomas de depressão.
   - Melhoria do humor e da qualidade do sono.
   - Promove emoções positivas, como a sensação de bem-estar, além da liberação de endorfinas, da redução do estresse e da ansiedade e da melhora do humor e da autoestima.

4. **Socialização e inclusão:**
   - Fortalecimento de laços sociais e inclusão social.
   - Participação em atividades em grupo.

5. **Capacidades físicas e cognitivas:**
   - Aumento da energia e disposição.
   - Melhoria da mobilidade, fortalecimento muscular e ósseo.
   - Redução de dores articulares e nas costas.
   - Melhoria da postura, equilíbrio e redução do risco de quedas.
   - Aumento da autoestima, autoimagem e controle do peso corporal.
   - Manutenção da memória, atenção, concentração, raciocínio e foco.

Explorando a saúde mental

É promissora a utilidade da **prescrição de atividade física** como intervenção no estilo de vida para lidar com transtornos mentais e seus sintomas. Evidências indicam que a prática de exercícios físicos pode ser um tratamento adjuvante eficaz para melhorar sintomas de uma ampla gama de transtornos mentais, como ansiedade, depressão, depressão pós-parto, esquizofrenia, TDAH, anorexia nervosa, bulimia nervosa, transtorno do estresse pós-traumático e transtornos por abuso de substâncias (Ashdown-Franks *et al.*, 2020). A atividade física **reduz os sintomas depressivos** em pessoas com transtornos mentais, além de melhorar as medidas antropométricas, a capacidade aeróbica e a qualidade de vida desses indivíduos (Rosenbaum *et al.*, 2014).

Uma metanálise conduzida por Ludyga e colaboradores (2020) encontrou um significativo efeito do exercício físico na função cognitiva de indivíduos saudáveis. Segundo os pesquisadores, o exercício a longo prazo (20 semanas ou mais), especialmente os exercícios de coordenação, provoca benefícios para o desempenho cognitivo geral, com possíveis melhorias na performance acadêmica e laboral, bem como em parâmetros de saúde mental. Além disso, **práticas específicas, como o Pilates**, também mostraram benefícios em saúde mental, com reduções significativas em sintomas depressivos e ansiosos, e aumento na sensação de energia (Fleming; Herring, 2018).

Um estudo conduzido com profissionais de saúde suecos destacou que as mudanças nos padrões de atividade física ao longo do tempo estão associadas a alterações na saúde mental, avaliadas por parâmetros relacionados à depressão, ansiedade e *burnout* (Lindwall *et al.*, 2014). Logo, não só o status atual ou anterior de sedentarismo mas também as mudanças na prática de atividade física ao longo do tempo estão relacionados aos desfechos futuros em saúde mental. Além disso, uma metanálise conduzida por Stonerock e colaboradores (2015), que considerou evidências de 12 ensaios clínicos randomizados, sugere os benefícios do exercício físico como **tratamento para a ansiedade, equiparado ao tratamento padrão e superior ao efeito placebo.**

A temática do efeito do exercício físico sobre desfechos em saúde mental, especialmente em **populações mais jovens**, é extremamente relevante. Diversos ensaios clínicos, estudos observacionais e metanálises têm focado nesse grupo específico. **O exercício físico representa uma intervenção não estigmatizante e com poucos efeitos colaterais.** Uma revisão sistemática sobre os efeitos dos exercícios físicos em relação à depressão em crianças e adolescentes mostrou que as intervenções de exercícios podem estar associadas a uma **diminuição na gravidade da depressão**, especialmente os exercícios em grupo e com supervisão (Axelsdóttir *et al.*, 2021). Em revisão conduzida por Biddle e colaboradores (2019), a atividade física apresentou efeitos potencialmente benéficos na redução de depressão e de ansiedade, melhora na autoestima, no funcionamento cognitivo e no desempenho acadêmico em crianças e adolescentes. Outra revisão mostrou que intervenções de intensidade variável, de leve a vigorosa, reduziram os sintomas de depressão e ansiedade entre jovens, além de trazer outros benefícios em saúde mental, como imagem corporal, fadiga, estados de humor, habilidades sociais, autoestima, estresse e uso de substâncias (Pascoe *et al.*, 2020). O exercício físico também se mostrou uma opção de tratamento eficaz para o TDAH, beneficiando direta e indiretamente os problemas mentais e físicos relacionados à enfermidade

(Den Heijer *et al.*, 2017). Assim, é evidente que a prática de atividade física possui um efeito potencialmente promissor como estratégia de promoção de saúde mental nesta faixa etária.

Em um amplo estudo transversal observacional envolvendo cerca de 1,2 milhão de pessoas, foi constatado que os indivíduos que se exercitavam apresentaram 43,2% menos dias de saúde mental prejudicada no último mês em comparação àqueles que não praticavam atividades físicas. Os resultados apontaram que todos os tipos de exercícios estavam associados a uma melhora na saúde mental, sendo as maiores associações encontradas nos esportes coletivos populares, ciclismo, atividades aeróbicas e musculação (Chekroud *et al.*, 2018). Contudo, em estudos observacionais, não é possível estabelecer relações causais diretas, permanecendo a questão se a atividade física leva à melhora da saúde mental ou se indivíduos mentalmente saudáveis são mais propensos a se exercitar.

O poder do exercício na depressão

De fato, há um alto nível de evidência para a prescrição de exercícios no **tratamento do transtorno depressivo maior**, recomendado como monoterapia de primeira linha para casos leves a moderados e como tratamento adjuvante de segunda linha para casos graves (Ravindran *et al.*, 2016). Estudos também sugerem que a prática de exercícios físicos pode ser tão eficaz quanto a farmacoterapia e a psicoterapia no tratamento da depressão, inclusive demonstrando benefícios quando combinada com medicamentos, resultando em uma **melhora na resposta ao tratamento** (Cooney *et al.*, 2013; Danielsson *et al.*, 2013; Silveira *et al.*, 2013).

Em uma revisão conduzida por Chen e colaboradores (2020), foi evidenciado que um grande número de estudos confirma que a **intervenção com exercícios físicos reduz os sintomas de depressão e de outras condições neuropsiquiátricas**. Em um estudo que avaliou diversas metanálises, os resultados mostraram que a atividade física pode **prevenir o surgimento e a recaída de quadros depressivos**. Há evidências claras de que a atividade física isolada é benéfica para o tratamento da depressão leve a moderada, podendo reduzir a sintomatologia de maneira similar ao tratamento padrão, envolvendo psicoterapia e fármacos antidepressivos. Além disso, **há benefícios adicionais quando a atividade física é combinada a esses tratamentos** (Andersson *et al.*, 2015).

Uma revisão sistemática de grande base populacional indicou que a prática de atividade física, mesmo em níveis mais baixos (por exemplo, caminhar menos do que 150 minutos por semana), pode **prevenir o início de quadros depressivos** (Mammen; Faulkner, 2013). Os autores concluem que, do ponto de vista da saúde populacional, promover a atividade física pode ser uma estratégia valiosa para a saúde mental e a redução do risco de desenvolver transtornos depressivos. No entanto, uma metanálise conduzida por Krogh e colaboradores (2017) questiona os efeitos antidepressivos do exercício físico após correções para um menor risco de viés, demonstrando uma ausência de efeitos significativos do exercício na qualidade de vida, gravidade ou remissão da depressão. Apesar disso, considerando uma análise global das evidências disponíveis, é recomendado que indivíduos com depressão sejam encorajados a praticar **atividades físicas aeróbicas e também de fortalecimento muscular.**

Tanto exercícios aeróbicos quanto anaeróbicos (de resistência) têm demonstrado eficácia na redução dos sintomas depressivos, sem evidências claras de superioridade de uma forma sobre a outra. Dados indicam que a **atividade física supervisionada** aumenta a probabilidade de resultados bem-sucedidos. É importante destacar que, ao prescrever atividades físicas, o preparo físico do participante e suas preferências pessoais devem ser sempre considerados.

Além disso, é essencial considerar outros determinantes de saúde em pacientes com doenças mentais, visto que se estima que cerca de 32,6% deles também possuam síndrome metabólica (Vancampfort *et al.*, 2015). Indivíduos com depressão tendem a iniciar menos atividade física, contribuindo para uma deterioração mais rápida de sua saúde geral (Andersson *et al.*, 2015).

> Considerando uma análise global das evidências disponíveis, é recomendado que indivíduos com depressão sejam encorajados, sempre que possível, a praticar atividades físicas aeróbicas e de fortalecimento muscular.

Atividade física e felicidade

A prática regular de atividade física está associada a melhorias significativas no **bem-estar psicológico** e na **felicidade subjetiva**. Estudos como os de Diener e Seligman (2002) destacam a importância de intervenções baseadas em atividades físicas para melhorar a qualidade de vida e promover níveis mais elevados de bem-estar subjetivo. Fica evidente na literatura que a atividade física não apenas contribui para a saúde física, mas também desempenha um **papel crucial na saúde mental**, incluindo a **promoção de estados emocionais positivos**. Além de sua ação em diversos processos fisiológicos no Sistema Nervoso Central, dos quais falaremos logo a seguir, a prática regular de exercícios está relacionada a um sono de melhor qualidade, o que, por sua vez, influencia também positivamente o estado de espírito e a sensação de bem-estar.

Estudos longitudinais também têm demonstrado que pessoas que mantêm um nível consistente de atividade física ao longo do tempo tendem a relatar **níveis mais altos de satisfação com a vida e menor incidência de sintomas depressivos**. Esse padrão se estende não apenas a adultos, mas também a crianças e adolescentes, indicando que o envolvimento precoce em atividades físicas pode estabelecer bases sólidas para um bem-estar emocional duradouro. A relação entre atividade física e felicidade também pode ser influenciada pela interação social e pela sensação de pertencimento a grupos ou comunidades por meio de atividades em equipe. A colaboração, a interação social e o apoio mútuo frequentemente associados a essas atividades contribuem para uma sensação de conexão e felicidade.

A **relação entre atividade física e felicidade** foi investigada por meio de uma revisão sistemática da literatura (Zhang; Chen, 2019). Esta revisão amplia o entendimento prévio, focando na dimensão positiva da saúde mental: a felicidade. Os estudos observacionais revelaram consistentemente uma associação positiva entre atividade física e felicidade, mesmo em volumes mínimos de atividade física, como a prática de exercícios por apenas um dia na semana. Além disso, os estudos evidenciam que não há um tipo ou intensidade ótima de atividade física que estejam diretamente correlacionados com a felicidade. Por exemplo, ensaios clínicos randomizados demonstraram que tanto o exercício aeróbico quanto o de equilíbrio e alongamento foram igualmente eficazes na melhoria da felicidade. Vale destacar que a atividade física realizada no tempo de lazer foi a que mais consistentemente se associou à felicidade. Dentre os mecanismos propostos, podemos citar o funcionamento social e a percepção de saúde, que parecem explicar parcialmente a relação entre atividade física e felicidade. Outras pesquisas já destacam as relações sociais e a saúde como determinantes importantes da felicidade (Caunt *et al.*, 2013).

Aprofundando um pouco mais sobre mecanismos de ação

Os **efeitos antidepressivos** do exercício podem ser explicados por diversos mecanismos, incluindo **fatores biológicos e psicológicos**. No aspecto biológico, destacam-se a modulação de neurotransmissores, endorfinas e fatores neurotróficos, como o BDNF (fator neurotrófico derivado do cérebro), a redução nos níveis de cortisol, mudanças no metabolismo da quinurenina e o aumento dos níveis de endocanabinoides (Lin; Kuo, 2013; Ravindran *et al.*, 2016; Chen *et al.*, 2020). Também devemos enfatizar os **efeitos anti-inflamatórios e antioxidantes** do exercício no Sistema Nervoso Central, além da melhora da adaptação e do metabolismo neuronal. Além disso, existem evidências de **efeitos neuroprotetores**, possivelmente por meio de processos como neurogênese, angiogênese e sinaptogênese, além de mudanças estruturais no Sistema Nervoso Central. Estudos de ressonância magnética evidenciaram aumento no volume de substância branca e cinzenta no cérebro após períodos de exercício aeróbico (Colcombe *et al.*, 2006). O exercício físico também demonstrou aumentar a neurogênese no hipocampo em modelos animais (Van Praag *et al.*, 2005). De fato, dentre os possíveis mecanismos biológicos, destaca-se a neurogênese hipocampal induzida pelo exercício (Axelsdóttir *et al.*, 2020).

Em revisão publicada por Ungvari e colaboradores (2023), são destrinchados possíveis **mecanismos moleculares** associados aos benefícios do exercício de baixa intensidade e a longevidade. Os benefícios se manifestam por meio de uma série de mecanismos, notadamente aprimorando fatores de risco cardiovascular intermediários, como peso corporal, pressão arterial, função endotelial, glicose sanguínea e resistência à insulina. Além disso, descobertas recentes sugerem que o exercício estimula a **liberação de exerquinas**, atuando por meio de vias endócrinas, parácrinas e autócrinas, apresentando potencial para aprimorar a saúde cardiovascular, metabólica, imunológica e neurológica. A caminhada, uma atividade física prazerosa, não apenas reduz o estresse, mas também melhora o bem-estar psicológico por meio da liberação de endorfinas, promovendo relaxamento e melhoria do humor.

Figura 3 – Exercício físico & envelhecimento saudável

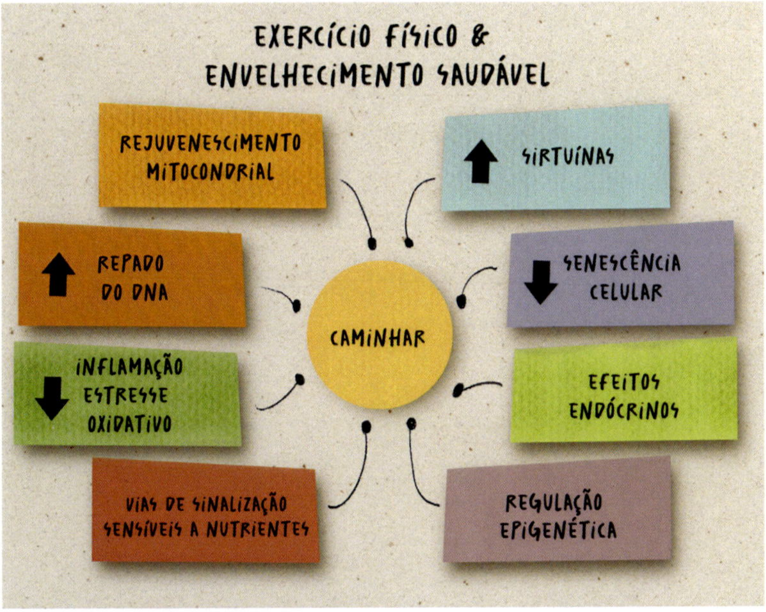

Fonte: adaptado de Ungvari *et al.* (2023)

Estudos recentes também apontam alterações relacionadas à idade nos **níveis hormonais**, em que a prática regular de exercícios físicos parece estar ligada a níveis mais altos de testosterona em homens que fazem mais de 4.000 passos diários, potencialmente revertendo parcialmente o declínio hormonal relacionado à idade. Além disso, em mulheres pós-menopáusicas, a diminuição nos níveis de estrogênio, crucial para a atividade antioxidante e manutenção da massa óssea, pode ser amenizada por programas de atividade física e exercício. A elucidação dos efeitos multifacetados do exercício nos mecanismos celulares e moleculares presentes no envelhecimento destaca seu papel na reparação e manutenção do DNA, atenuação do estresse oxidativo, modulação do metabolismo e da homeostase energética por meio de vias de percepção de nutrientes (como sinalização da insulina/IGF-1, via mTOR, ativação das sirtuínas e AMPK), melhoria da função mitocondrial (por estímulo à biogênese mitocondrial por ativação da via PGC-1α), apoio à regeneração celular e influência significativa na regulação epigenética dos processos de envelhecimento. Essas descobertas ressaltam o papel fundamental do exercício na promoção do envelhecimento saudável e na potencial mitigação de doenças relacionadas à idade.

Nos **mecanismos psicológicos**, destacam-se a melhoria da autoeficácia, da autoestima e dos processos cognitivos. A prática regular de atividade física melhora o humor, aumenta a autoconfiança e a capacidade de lidar com eventos desafiadores em saúde mental (Chen *et al.*, 2020).

Figura 4 – Exercício e mecanismos fisiológicos

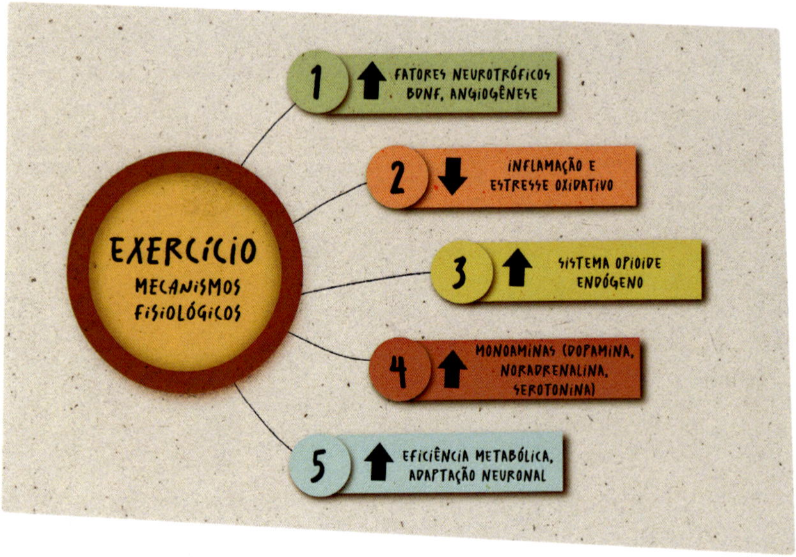

Fonte: adaptado de Chen *et al.* (2020)

A história de Joana

Conheci Joana durante uma campanha de conscientização sobre saúde em nossa comunidade. Ela compartilhou uma história inspiradora sobre sua jornada com a atividade física. Há alguns anos, Joana enfrentava um período desafiador em sua vida. Pressões no trabalho e a agitação diária a levaram a um estado de exaustão constante. Ela buscava por uma solução que a ajudasse a encontrar equilíbrio e felicidade. Um dia, por acaso, ela decidiu fazer uma breve caminhada pelo parque próximo à sua casa. Aquele pequeno ato mudou sua perspectiva.

Joana começou a incorporar caminhadas regulares em sua rotina diária, gradualmente estendendo-as para corridas curtas. Além disso, descobriu nas caminhadas diárias não apenas um hábito saudável, mas também um valioso suporte social ao combinar essa prática com a companhia de uma amiga. Esse apoio não só tornou suas atividades mais agradáveis, mas também fortaleceu seu compromisso em manter o novo estilo de vida. Profissionais de saúde têm um papel fundamental ao reconhecer e incentivar **ações de suporte social**, pois ele não só reforça a adesão a hábitos saudáveis, mas também promove conexões emocionais essenciais para o bem-estar global.

Com o tempo, Joana não apenas sentiu uma melhora em sua saúde física, mas também experimentou uma transformação em seu bem-estar emocional. Sua energia aumentou, ela se sentia mais confiante e seu humor melhorou. Ela encontrou uma comunidade de corredores locais e se juntou a eles em eventos e corridas beneficentes. O mais incrível foi testemunhar as mudanças notáveis em sua saúde. Joana perdeu peso, sua pressão arterial diminuiu e ela redescobriu a alegria na vida diária. Sua história se tornou uma inspiração para muitos na comunidade. Ao longo do tempo, Joana não apenas abraçou a atividade física como uma parte essencial de sua vida, mas também se tornou uma defensora de seus benefícios.

Dez mil passos por dia!

A prática de caminhar **10 mil passos por dia** tem sido amplamente divulgada como uma medida saudável para indivíduos de todas as idades e condições físicas. Estudos demonstram que essa prática regular não apenas **melhora a saúde cardiovascular, mas também beneficia o bem-estar mental, o sono e a longevidade** (Ungvari *et al.*, 2023). A importância da caminhada também é observada em regiões conhecidas como "Zonas Azuis", onde a concentração de centenários é alta, evidenciando que a caminhada é uma parte integral de suas vidas diárias. Além dos benefícios físicos, a caminhada tem se mostrado promissora para melhorar a saúde mental. Estudos sugerem que a atividade física está associada a um menor risco de depressão, evidenciando uma relação causal. Ela não só melhora o estado de humor, mas também está relacionada ao aumento da criatividade e da qualidade de vida.

Embora a meta de 10 mil passos por dia seja amplamente promovida há décadas por seus benefícios à saúde, evidências recentes sugerem que a faixa de **8 a 10 mil passos diários** já é significativa na redução do risco de doenças, tornando-a mais alcançável e igualmente benéfica. É importante destacar que o aumento gradual dos passos diários, mesmo em quantidades modestas, tem impacto significativo na redução do risco de mortalidade, especialmente entre idosos.

O estabelecimento de diretrizes baseadas em contagem de passos, em particular a recomendação de alcançar de 8 mil a 10 mil passos por dia, é uma ferramenta importante para promover a saúde geral. **O ritmo de caminhada também é relevante**: indivíduos com um cadência de 100 passos por minuto ou mais apresentam menor risco de mortalidade. Essas descobertas ressaltam a importância não apenas do volume de passos, mas também do ritmo. Para os profissionais de saúde, sugerir o uso de dispositivos simples, como pedômetros ou *smartwatches*, pode ser útil para monitorar e registrar a contagem de passos diários, oferecendo *feedback* visual e motivacional aos clientes. Esses dispositivos podem ser aliados valiosos para acompanhar o progresso e manter a motivação ao longo do tempo, tornando mais tangíveis os benefícios alcançados com a prática regular de caminhadas.

DICA:

Estacionar o carro longe do local de trabalho ou descer do transporte público algumas estações antes do destino final. Essas estratégias simples podem ajudar a incorporar atividades físicas no dia a dia, mesmo em meio a um estilo de vida agitado ou com limitações de recursos.

Menos regras: nem tudo é para todos

No livro *Menos Regras!*, uma narrativa por meio da experiência de uma médica psiquiatra, nossa querida amiga Maria Cecília Freitas, nos marcou com a história de um paciente que, apesar do excesso de peso e da depressão, não aderia às recomendações de dietas ou atividades físicas sugeridas. Maria Cecília, em suas consultas, insistentemente reforçava a importância desses hábitos. No entanto, essas prescrições tradicionais pareciam apenas aprofundar o abatimento do paciente. Surpreendentemente, a mudança verdadeira aconteceu quando ele redescobriu seu prazer em lidar com a tecnologia, algo inerentemente conectado à sua identidade como um apaixonado por esse campo. O simples conselho de caminhar no parque, embora bem-intencionado, não se adequava à sua realidade.

Esta história ressalta a relevância da **abordagem personalizada** na medicina, enfatizando a empatia e **compreensão do estágio individual para a mudança**. É um lembrete poderoso de que as prescrições médicas devem se adaptar à singularidade de cada paciente, abordando temas de estilo de vida com respeito e sensibilidade, alinhados com suas paixões e possibilidades.

Quando propomos estratégias para a implementação de exercícios físicos, é fundamental direcioná-las a pessoas **motivadas intrinsecamente**. Especialmente em casos de depressão, mesmo leve, e de maneira mais acentuada em quadros diagnosticados como moderados ou graves, a motivação tende a diminuir e se tornar de difícil avaliação. **Recomendações diretas podem surtir um efeito oposto ao desejado, aumentando a sensação de incapacidade e desvalorização.** Nesses estágios, é primordial encorajar a busca por especialistas e o cumprimento das prescrições.

Não podemos negligenciar a dificuldade de motivação e engajamento para iniciar atividades, presumindo que esses obstáculos possam ser superados isoladamente. A depressão é um transtorno grave que requer tratamento adequado e apoio emocional. Jamais devemos pressionar ou exigir que a pessoa demonstre motivação para mudanças, reaja ou melhore seu humor. É crucial considerar que ela está enfrentando um transtorno mental que **afeta não apenas seu humor, mas também sua esperança, energia, capacidade de tomar decisões, iniciativa e, consequentemente, a motivação para iniciar qualquer atividade.**

Tentar incentivar a realização de atividades que a pessoa não gosta, não quer ou não consegue fazer, sem levar em conta seu ritmo, interesse e limitações, pode causar frustração, ansiedade, estresse e resistência à mudança. Ao adotar uma **abordagem positiva** e voltada para a solução, é essencial entender empaticamente como nossos pacientes percebem o processo de mudança e agir de acordo para estabelecer uma aliança de cooperação, investigando os pontos de resistência e identificando oportunidades de parceria.

Estágios de motivação

Nesse contexto, podemos falar sobre os **estágios de motivação para a mudança comportamental**. O **Modelo Transteórico**, proposto por Prochaska e DiClemente em 1983, é um modelo teórico que descreve e analisa o processo de mudança de comportamento em diversas áreas, incluindo a saúde. Esta proposta oferece uma estrutura útil para compreender como as pessoas atravessam diferentes fases ao buscarem modificar seus hábitos. Começando pelo **estágio pré-contemplativo,** onde não há intenção imediata de mudança, passando pela **contemplação,** onde há uma consideração sobre a possibilidade de mudar, até a preparação para a **ação,** o indivíduo vai gradualmente se movendo em direção à modificação efetiva do comportamento. Esses estágios são como degraus que muitos atravessam ao buscar uma transformação pessoal significativa, mostrando que a jornada da mudança é um processo complexo e gradual.

Por exemplo, a mudança de comportamento em relação à atividade física muitas vezes passa por diferentes estágios. Inicialmente, no **estágio pré-contemplativo**, a pessoa não enxerga a necessidade de se exercitar, mesmo que tenha consciência dos benefícios. Pode ser alguém que nunca considerou a atividade física como parte importante de sua rotina ou que simplesmente não veja razões para isso. À medida que surgem informações ou influências externas, entra-se no **estágio de contemplação**. Aqui, a pessoa começa a refletir sobre a possibilidade de iniciar uma prática de exercícios, talvez após ler artigos, receber conselhos de profissionais ou compreender melhor os benefícios da atividade física para a saúde. Com o passar do tempo, há o **estágio de preparação**, em que a pessoa começa a se organizar para a mudança. Ela pode pesquisar academias, definir um plano de exercícios ou buscar companhias para atividades físicas. O **estágio de ação** é o momento em que a pessoa de fato começa a praticar exercícios. Seja matriculando-se em uma academia, participando de um esporte ou começando uma rotina diária de caminhadas, este estágio marca a implementação do plano de mudança. Após estabelecer a prática regular de exercícios, vem o **estágio de manutenção**. Aqui, a pessoa enfrenta desafios e mantém sua rotina de atividade física, mesmo diante de obstáculos como falta de tempo ou de motivação. Finalmente, há o **estágio de término**, onde a atividade física se torna um hábito arraigado, integrado à vida diária. Não é mais uma tarefa consciente, mas sim algo natural, parte essencial da rotina. Este estágio não implica necessariamente o fim do processo, mas sim a consolidação de um hábito que beneficia a saúde e o bem-estar geral. Vale destacar que esta abordagem pode (e deve) ser utilizada em todas as intervenções baseadas em estilo de vida, e não apenas no pilar de atividade física.

Estágios de motivação
1. **Estágio pré-contemplativo**: uma pessoa sedentária que não vê a necessidade de se exercitar. Ela pode estar ciente dos benefícios da atividade física, mas não considera essa mudança como algo importante para sua vida no momento.
2. **Estágio de contemplação**: após conversas com amigos e profissionais ou a leitura de artigos sobre os benefícios da atividade física, a pessoa começa a ponderar sobre como isso poderia melhorar sua saúde. Ela considera a ideia de começar a se exercitar, mas ainda não definiu um plano concreto. Estes primeiros estágios não são adequados para se iniciar uma intervenção.

Estágios de motivação
3. **Estágio de preparação**: aqui, a pessoa começa a se organizar para iniciar a prática de exercícios. Ela pesquisa academias próximas, horários disponíveis para atividades ao ar livre ou define um programa de exercícios em casa. É uma fase de planejamento para a ação iminente.
4. **Estágio de ação:** a pessoa começa efetivamente a realizar exercícios físicos. Pode ser a inscrição em uma academia, a prática de uma modalidade esportiva ou o início de uma rotina diária de caminhadas. Ela está colocando o plano em ação.
5. **Estágio de manutenção**: após alguns meses praticando exercícios regularmente, a pessoa se esforça para manter essa rotina. Ela supera desafios como falta de tempo ou motivação e enxerga a atividade física como parte integral de sua vida.
6. **Estágio de término:** esse estágio não é necessariamente o fim do processo, mas sim uma fase onde a atividade física se tornou um hábito tão arraigado que não requer mais um esforço consciente. A pessoa não vê a prática de exercícios como uma tarefa, mas sim como parte natural de sua rotina diária, seja ela praticando um esporte, frequentando a academia ou se exercitando em casa.

Motivando a mudança

Falando sobre os estágios de motivação, acreditamos que seja de suma importância acrescentar alguns tópicos relevantes sobre as ferramentas utilizadas pela técnica de **Entrevista Motivacional**. A proposta reside em uma abordagem colaborativa, que se concentra em explorar a motivação intrínseca de um indivíduo para promover mudanças positivas em seu comportamento. Tornou-se uma ferramenta eficaz na promoção da adesão e manutenção de práticas saudáveis, uma vez que se baseia em princípios como empatia, aceitação incondicional e valorização da autonomia do paciente. Estudos comprovam que a aplicação da **Entrevista Motivacional** aumenta a adesão à atividade física, pois respeita a autonomia do indivíduo, reforça suas intenções positivas e auxilia na superação de resistências à mudança.

Podemos utilizar estratégias específicas para engajar e fortalecer a motivação intrínseca do indivíduo em relação à prática de atividades. Por exemplo, o profissional emprega a escuta ativa e reflexiva, demonstrando interesse genuíno pelo relato do paciente sobre sua relação com a atividade física (ou qualquer outra questão). Ao ouvir um indivíduo relatar a dificuldade em manter uma rotina de exercícios, o profissional poderia responder: *"Você mencionou como a falta de tempo afeta sua prática de exercícios. Parece ser algo importante para você, mas também uma barreira. Como você acha que poderia superar isso?".*

O profissional segue uma estrutura definida de entrevista, explorando a importância que o indivíduo atribui à atividade física, suas barreiras percebidas e, juntos, estabelecem metas realistas. Por exemplo, *"Você mencionou que a falta de companhia é um desafio para manter sua rotina de exercícios. Como podemos encontrar soluções para isso?"*. Além disso, reforçar os esforços do paciente é essencial. Reconhecer suas conquistas, mesmo pequenas, fortalece a autoconfiança e a motivação. *"É incrível ver como você conseguiu manter uma rotina de caminhada, mesmo com todos os desafios da sua semana agitada".* O mesmo se aplica para os demais pilares, como, por exemplo: *"Como você vê o papel da alimentação na sua saúde e no seu bem-estar?"*, *"Quais são os maiores desafios que você enfrenta ao tentar fazer escolhas alimentares mais saudáveis?"*, *"O que você acha que poderia fazer para tornar mais fácil escolher opções alimentares mais saudáveis durante o dia?"*.

Profissionais de saúde podem empregar a Entrevista Motivacional em consultas individuais ou em grupos para ajudar indivíduos a adotarem e manterem uma rotina de atividade física ou de outros hábitos de saúde. Por exemplo, ao trabalhar com um paciente que relata falta de motivação para se exercitar, o profissional pode explorar os motivos por trás dessa falta de motivação e colaborar na identificação de estratégias para superá-la.

Avaliação e prescrição na prática clínica

Para registrar a atividade física de um indivíduo, dispositivos de actigrafia e acelerômetros são comumente utilizados no pulso para registrar movimentos, quantidade de passos, cadência e ângulo do pé, além de padrões de sono e vigília, sendo instrumentos úteis na prática clínica. Apesar disso, questionários subjetivos também podem ser empregados, embora apresentem maior variabilidade do que as medidas objetivas. A prescrição de atividade física deve ser preferencialmente conduzida por uma equipe multidisciplinar, com **suporte de um profissional de educação física**. Esse profissional é capacitado para avaliar as capacidades físicas e as limitações de cada indivíduo, personalizando o tipo de exercício, a intensidade e a frequência ideais para cada caso. Além disso, sua orientação contribui significativamente para a prevenção de lesões e o monitoramento do progresso ao longo do tempo. Sua presença em uma equipe multidisciplinar fortalece o suporte clínico, garantindo uma abordagem mais abrangente e eficaz na promoção da saúde por meio da atividade física.

Todos os indivíduos devem ser incentivados a participar de atividades físicas regulares de acordo com suas habilidades, evitando comportamentos sedentários, mesmo que tenham condições específicas que limitem sua capacidade de atender às recomendações mínimas. De maneira geral, esportes em equipe e supervisionados são sempre preferíveis aos esportes individuais. Em muitos casos, aumentar os níveis de atividade física estruturada em academias ou centros de treinamento pode não ser acessível devido ao alto custo envolvido. No entanto, é importante ofertar variadas estratégias para manter uma rotina mais ativa em diferentes circunstâncias.

Considerações finais

Ao longo deste capítulo, exploramos os laços entre o exercício físico e a saúde mental. A evidência acumulada não apenas reforça os benefícios diretos do exercício na redução dos sintomas de uma ampla gama de transtornos mentais, mas também na promoção do bem-estar psicológico para a população não clínica, e também revela os mecanismos biológicos, psicológicos e sociais que fundamentam essa conexão. Os estudos revisados demonstram consistentemente que a prática regular de atividade física não apenas alivia sintomas de ansiedade, depressão e outros transtornos, mas também oferece efeitos neuroprotetores, promovendo mudanças estruturais e neuroquímicas no cérebro, percebidas muitas vezes como emoções agradáveis e felicidade.

Além disso, ressaltamos a importância da abordagem multidisciplinar na prescrição e promoção de atividades físicas, reconhecendo a necessidade de adaptação às preferências individuais e limitações físicas. A compreensão de que a atividade física pode ser uma ferramenta terapêutica eficaz, tanto como intervenção primária quanto adjuvante, é crucial na promoção de estratégias de saúde mental abrangentes e inclusivas.

Portanto, reforçamos a necessidade de integrar o exercício físico não apenas como parte de um estilo de vida saudável, mas como uma intervenção viável e valiosa na promoção do bem-estar psicológico. O desafio contínuo é não apenas reconhecer o poder do exercício na saúde mental, mas também implementar estratégias práticas para encorajar e facilitar sua prática em diferentes grupos populacionais. Ao fazê-lo, podemos potencializar os benefícios do exercício, tornando-o uma peça fundamental na busca por uma melhor qualidade de vida mental e emocional.

Dicas para você incorporar a atividade física no seu cotidiano
1. Encontre algo que você goste: escolha atividades físicas que sejam prazerosas para você. Pode ser dança, natação, caminhadas ao ar livre ou até mesmo jardinagem. A diversidade de opções permite encontrar algo que se encaixe no seu estilo de vida e preferências pessoais.
2. Integre atividades na rotina diária: pequenas mudanças podem fazer uma grande diferença. Opte por subir escadas em vez de usar o elevador, caminhe até o mercado mais próximo ou desça uma parada de transporte público antes do destino final. Essas pequenas alterações aumentam a atividade física diária.
3. Estabeleça metas realistas: defina metas alcançáveis e realistas para sua prática de atividade física. Comece com algo acessível e aumente gradualmente conforme se sentir confortável. Isso ajuda a manter a motivação.
4. Inclua variedade: combine diferentes tipos de atividades físicas. Integre exercícios aeróbicos, de força e de flexibilidade para obter benefícios abrangentes para a saúde.
5. Envolva-se socialmente: praticar atividades físicas em grupo pode tornar o exercício mais agradável. Junte-se a aulas de grupo, clubes esportivos ou encontre companhia para caminhadas ou corridas.
6. Monitore seu progresso: mantenha um registro do seu progresso. Pode ser um diário de atividades, aplicativos de monitoramento ou dispositivos de rastreamento. Isso ajuda a manter o foco e a motivação.
7. Incorpore atividades na rotina familiar: envolva toda a família em atividades físicas. Passeios de bicicleta, jogos ao ar livre ou atividades recreativas são ótimas maneiras de se exercitar juntos e fortalecer os laços familiares.

Livros para aumentar seu repertório

1. *Psiquiatria do esporte: estratégias para qualidade de vida e desempenho máximo* (Manole, 2018) – David R. McDuff: livro escrito pelo renomado psiquiatra McDuff, sendo que, para a edição brasileira, foi atualizado conforme o DSM-5 e conta com um capítulo exclusivo sobre futebol, com parceria de autoria do médico Hélio Fádel.

2. *Psicologia do esporte: conceitos e novas perspectivas* (Manole, 2008) - Dietmar Samulski: explora conceitos essenciais, habilidades psicológicas, programas de treinamento e tendências modernas. Indicado para psicólogos e profissionais da área de saúde.

3. *Entrevista motivacional no cuidado da saúde: ajudando pacientes a mudar o comportamento* (Artmed, 2009) – Stephen Rollnick, William R. Miller, Christopher C. Butler e outros: dirigido para

profissionais da saúde, este livro apresenta as técnicas necessárias para a motivação de seus pacientes e ensina a orientá-los a fazer escolhas para melhorar a sua saúde, desde perda de peso, práticas de exercícios e parar de fumar, até a adesão à medicação.

4. ***Pollock - Fisiologia Clínica do Exercício: Manual de Condutas em Exercício Físico*** (Manole, 2012) – Vagner Raso e Julia Maria D'Andrea Greve: este livro é um guia essencial para a aplicação de exercícios físicos como terapia em diversas condições de saúde. É uma fonte valiosa de conhecimento e oferece *insights* sobre fisiopatologia e terapia farmacológica necessários para uma prescrição de exercícios segura e efetiva.

Referências

ANDERSSON, E. *et al*. Physical activity is just as good as CBT or drugs for depression. *Lakartidningen*. 2015 Nov 17;112:DP4E. Swedish.

ASHDOWN-FRANKS, G. *et al*. Exercise as Medicine for Mental and Substance Use Disorders: A Meta-review of the Benefits for Neuropsychiatric and Cognitive Outcomes. *Sports Med*, 2020, 50(1), 151-170.

AXELSDÓTTIR, B. *et al*. Review: Exercise for depression in children and adolescents - a systematic review and meta-analysis. *Child Adolesc Ment Health*, 2021, 26(4), 347-356.

BIDDLE, S. J. H.; CIACCIONI, S.; THOMAS, G.; VERGEER, I. Physical activity and mental health in children and adolescents: An updated review of reviews and an analysis of causality. *Psychology of Sport and Exercise*, 2019, 42, 146-155.

BRASIL. Ministério da Saúde. Secretaria de Atenção Primária à Saúde. Departamento de Promoção da Saúde. *Guia de atividade física para a população brasileira*. Brasília: Ministério da Saúde, 2021.

CAÚNT, B. S.; FRANKLIN, J.; BRODATY, N. E.; BRODATY, H. Exploring the causes of subjective wellbeing: A content analysis of peoples' recipes for long-term happiness. *Journal of Happiness Studies*, 2013, 14(2), 475–499.

CHEKROUD, S. R. *et al*. Association between physical exercise and mental health in 1·2 million individuals in the USA between 2011 and 2015: a cross-sectional study. *Lancet Psychiatry*, 2018, 5(9), 739-746.

CHEN, Z. *et al.* Exercise Intervention in Treatment of Neuropsychological Diseases: A Review. *Front Psychol.* 2020 Oct 22;11:569206.

COLCOMBE, S. J. *et al.* Aerobic exercise training increases brain volume in aging humans. *J Gerontol A Biol Sci Med Sci*, 2006, 61(11), 1166-1170.

COONEY, G. M. *et al.* Exercise for depression. *Cochrane Database Syst Rev*, 2013 (9), CD004366.

DANIELSSON, L.; NORAS, A. M.; WAERN, M.; CARLSSON, J. Exercise in the treatment of major depression: a systematic review grading the quality of evidence. *Physiother Theory Pract*, 2013, 29(8), 573-585.

DEN HEIJER, A. E. *et al.* Sweat it out? The effects of physical exercise on cognition and behavior in children and adults with ADHD: a systematic literature review. *J Neural Transm*, 2017, 124 (Suppl 1), 3-26.

DIENER, E.; SELIGMAN, M. E. P. Very Happy People. *Psychological Science*, 2002, 13(1), 81-84. DOI: https://doi.org/10.1111/1467-9280.00415.

ELBE, A. M. *et al.* Is regular physical activity a key to mental health? Commentary on "Association between physical exercise and mental health in 1.2 million individuals in the USA between 2011 and 2015: A cross-sectional study", by Chekroud et al., published in Lancet Psychiatry. *J Sport Health Sci*, 2019, 8(1), 6-7.

FLEMING, K. M.; HERRING, M. P. The effects of pilates on mental health outcomes: A meta-analysis of controlled trials. *Complement Ther Med*, 2018, 37, 80-95.

GUTHOLD, R.; *et al.* Global trends in insufficient physical activity among adolescents: a pooled analysis of 298 population-based surveys with 1.6 million participants. *Lancet Child Adolesc Health*, 2020, 4(1), 23-35.

GUTHOLD, R. *et al.* Worldwide trends in insufficient physical activity from 2001 to 2016: a pooled analysis of 358 population-based surveys with 1.9 million participants. *Lancet Glob Health.* 2018; 6(10):e1077-e86.

HASKELL, W. L. *et al.* Physical activity and public health: updated recommendation for adults from the American College of Sports Medicine and the American Heart Association. *Circulation*, 2007, 116(9), 1081-1093.

KROGH, J. *et al.* Exercise for patients with major depression: a systematic review with meta-analysis and trial sequential analysis. *BMJ Open.* 2017 Sep 18;7(9):e014820.

LEE, I. M. *et al.* Effect of physical inactivity on major non-communicable diseases worldwide: an analysis of burden of disease and life expectancy. *The Lancet*, 2012, 380(9838), 219-229.

LIN, T. W.; KUO, Y. M. Exercise benefits brain function: the monoamine connection. *Brain Sci.* 2013 Jan 11;3(1):39-53.

LINDWALL, M. *et al.* The relationships of change in physical activity with change in depression, anxiety, and burnout: a longitudinal study of Swedish healthcare workers. *Health Psychol.* 2014 Nov;33(11):1309-18.

LUDYGA, S. *et al.* Systematic review and meta-analysis investigating moderators of long-term effects of exercise on cognition in healthy individuals. *Nat Hum Behav*, 2020, 4(6), 603-612.

MAMMEN, G.; FAULKNER, G. Physical activity and the prevention of depression: a systematic review of prospective studies. *Am J Prev Med.* 2013 Nov;45(5):649-57.

MORRES, I. D. *et al.* Aerobic exercise for adult patients with major depressive disorder in mental health services: A systematic review and meta-analysis. *Depress Anxiety*, 2019, 36(1), 39-53.

PASCOE, M. *et al.* Physical activity and exercise in youth mental health promotion: a scoping review. *BMJ Open Sport & Exercise Medicine*, 2020, 6, e000677.

PELLICCIA, A. *et al.* ESC Scientific Document Group. 2020 ESC Guidelines on sports cardiology and exercise in patients with cardiovascular disease. *Eur Heart J.* 2021 Jan 1;42(1):17-96.

RAVINDRAN, A. V. *et al.* CANMAT Depression Work Group. Canadian Network for Mood and Anxiety Treatments (CANMAT) 2016 Clinical Guidelines for the Management of Adults with Major Depressive Disorder: Section 5. Complementary and Alternative Medicine Treatments. *Can J Psychiatry.* 2016 Sep;61(9):576-87.

REINER, M.; NIERMANN, C.; JEKAUC, D.; WOLL, A. Long-term health benefits of physical activity—a systematic review of longitudinal studies. *BMC Public Health*, 2013, 13(1), 813.

ROSENBAUM, S. *et al.* Physical activity interventions for people with mental illness: a systematic review and meta-analysis. *J Clin Psychiatry.* 2014 Sep;75(9):964-74.

SILVEIRA, H. *et al.* Physical exercise and clinically depressed patients: a systematic review and meta-analysis. *Neuropsychobiology.* 2013; 67(2):61-8.

STONEROCK, G. L. *et al.* Exercise as Treatment for Anxiety: Systematic Review and Analysis. *Ann Behav Med.* 2015 Aug;49(4):542-56.

TREMBLAY, M. S. *et al.* Sedentary Behavior Research Network (SBRN) – terminology consensus project process and outcome. *Int J Behav Nutr Phys Act*, 2017, 14(1), 75.

UNGVARI, Z.; FAZEKAS-PONGOR, V.; CSISZAR, A.; KUNUTSOR, S. K. The multifaceted benefits of walking for healthy aging: from Blue Zones to molecular mechanisms. *Geroscience*, 2023 Dec; 45(6):3211-3239.

VAN PRAAG, H. *et al.* Exercise enhances learning and hippocampal neurogenesis in aged mice. *J Neurosci.* 2005 Sep 21;25(38):8680-5.

VANCAMPFORT, D. *et al.* Risk of metabolic syndrome and its components in people with schizophrenia and related psychotic disorders, bipolar disorder and major depressive disorder: a systematic review and meta-analysis. *World Psychiatry.* 2015 Oct;14(3):339-47.

WARBURTON, D. E.; NICOL, C. W.; BREDIN, S. S. Health benefits of physical activity: the evidence. *CMAJ.* 2006 Mar 14;174(6):801-9. DOI: 10.1503/cmaj.051351. PMID: 16534088; PMCID: PMC1402378.

WATTS, E. L. *et al.* Association of Leisure Time Physical Activity Types and Risks of All-Cause, Cardiovascular, and Cancer Mortality Among Older Adults. *JAMA Netw Open*, 2022, 5(8), e2228510.

WORLD HEALTH ORGANIZATION. *Global recommendations on physical activity for health.* Geneva: World Health Organization, 2010.

WORLD HEALTH ORGANIZATION. *Global status report on physical activity 2022.* Geneva: World Health Organization, 2022.

WORLD HEALTH ORGANIZATION. *Guidelines on Physical Activity and Sedentary Behaviour.* Geneva: World Health Organization, 2020.

ZHANG, Z.; CHEN, W. A Systematic Review of the Relationship Between Physical Activity and Happiness. *J Happiness Stud* 2019, 20, 1305–1322.

PARTE 5
O poder do sono na saúde

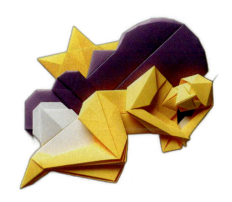

SONO REPARADOR

A felicidade é um bom sono
e uma consciência tranquila.
(Victor Hugo)

Passamos quase um terço da vida dormindo. Uma boa noite de sono exerce grande influência em nossa qualidade de vida, nossa saúde e até mesmo em nossa longevidade. Durante o sono, ocorrem a restauração e a expansão de redes neuronais, além da secreção de hormônios que interferem com o metabolismo e o bem-estar durante o dia.

Do que falaremos neste capítulo?

O sono compreende um período vital em que o organismo se restaura, consolida memórias e regula processos fisiológicos fundamentais. No entanto, apesar de sua importância inquestionável, os distúrbios do sono permanecem frequentemente subestimados e insuficientemente tratados na prática clínica e na consciência popular. As perturbações do sono, que variam de insônia a distúrbios respiratórios, são comuns na população global, afetando significativamente a **qualidade de vida** e o **bem-estar mental** das pessoas.

Analisando a extensa pesquisa disponível, destacamos não apenas a alta prevalência dos distúrbios do sono, mas também a sua **relação bidirecional** com uma miríade de condições. Do desenvolvimento e prognóstico da depressão à ocorrência de distúrbios psicóticos e outros transtornos, os problemas do sono emergem como não apenas consequências, mas muitas vezes agentes causadores de transtornos mentais.

Neste capítulo, mergulhamos nas complexidades da relação entre sono e saúde mental, explorando os avanços científicos mais recentes, estratégias terapêuticas e recomendações práticas que visam promover um sono saudável para um equilíbrio mental aprimorado.

Como estamos dormindo?

A cultura contemporânea frequentemente encara o sono como um inconveniente ou tempo desperdiçado. A capacidade de "funcionar" com pouco sono é muitas vezes associada à força, coragem ou produtividade. De acordo com dados do Centro de Controle e Prevenção de Doenças (CDC) dos Estados Unidos, estima-se que **cerca de um terço dos adultos no mundo não alcançam a quantidade recomendada de sono**, ou seja, pelo menos **7 horas por noite**. No Brasil, levantamentos do Instituto Brasileiro de Geografia e Estatística (IBGE) sugerem que a qualidade do sono tem sido comprometida em diferentes faixas etárias, **especialmente entre os mais jovens**, com impactos significativos na saúde mental e física.

Apesar de serem altamente prevalentes, os **distúrbios do sono** frequentemente passam despercebidos. Cerca de **33%** da população geral apresenta sintomas de insônia, que incluem dificuldades para adormecer ou manter o sono. Além disso, entre **4 e 26%** experimenta sonolência excessiva, enquanto entre **2 e 4%** sofre de apneia obstrutiva do sono (Ohayon, 2011).

Vários fatores contribuem para a má qualidade do sono entre os jovens, como uso excessivo de dispositivos eletrônicos, consumo de cafeína, pressões acadêmicas e manutenção de uma vida social ativa (Owens *et al.*, 2014). Alunos com problemas de sono relatam níveis mais altos de estresse percebido e uma pior qualidade de vida relacionada à saúde física e mental. Em uma amostra de 1.279 estudantes universitários, **65%** relataram baixa qualidade de sono, enquanto **55%** apresentaram sintomas de insônia (Carpi; Cianfarani; Vestri, 2022).

O **sono adequado** pode ser definido pelo **número de horas diárias necessárias para o funcionamento ideal e uma sensação de descanso completo** (Williams; Zimmerman; Bell, 2013). A saúde do sono abrange vários aspectos, como **duração, continuidade, tempo, estado de alerta e satisfação com o sono**.

> **Sono adequado** é definido pelo número de horas diárias necessárias para o funcionamento ideal e uma sensação de descanso completo.

Distúrbios do sono

Os **distúrbios do sono** abrangem uma variedade de condições que afetam a qualidade e a quantidade do sono, tendo impactos significativos na saúde física e mental.

A **Síndrome do Sono Insuficiente Induzido pelo Comportamento** reflete a privação voluntária de sono, tipicamente devido a compromissos sociais ou laborais. Afeta uma proporção significativa da população, entre

7,3 e 20%, muitas vezes associada a estresse, abuso de álcool e longas jornadas de trabalho. Essa privação compromete a eficiência durante o dia e pode contribuir para problemas de saúde mental, amplificando o risco de ansiedade, depressão e dificuldades cognitivas.

A **insônia** envolve dificuldades relatadas em adormecer, permanecer dormindo ou despertar muito cedo. Quando esses sintomas persistem por 1 a 3 meses, causando sofrimento significativo ou prejudicando a vigília, caracteriza-se como **transtorno de insônia** (Hale *et al.*, 2020). Representa um dos distúrbios mais comuns. Além de afetar a qualidade de vida ao provocar fadiga e problemas de concentração, também pode desencadear sintomas físicos, como dores de cabeça e distúrbios gastrointestinais, aumentando inclusive o risco de acidentes no trabalho e no trânsito. A **insônia psicofisiológica** é aquela que persiste além do desaparecimento dos fatores desencadeantes, geralmente devido à **ansiedade antecipatória** sobre a possibilidade de mais uma noite sem dormir, seguida por um dia de fadiga. Vale ressaltar que a **sonolência diurna excessiva** pode não se caracterizar como um transtorno primário, mas sim um sintoma de outros distúrbios.

Já a **Apneia Obstrutiva do Sono**, caracterizada por episódios recorrentes de interrupção da respiração durante o sono, impacta aproximadamente **26%** da população, muitos sem diagnóstico. Associa-se à obesidade, síndrome metabólica, hipertensão arterial e roncos, sendo uma condição com graves implicações cardiovasculares e metabólicas.

Nos **transtornos do ritmo circadiano**, ocorre um desalinhamento entre os ritmos naturais de sono-vigília do corpo e o ciclo diário de luz e escuridão. Essa dessincronização pode ter origem interna, como na síndrome de fase do sono adiantada ou retardada, ou externa, quando ocorre por fatores como *jet lag* ou regimes de trabalho com turnos alternados.

A **Síndrome das Pernas Inquietas** é caracterizada por movimentos involuntários dos membros tanto durante o sono quanto quando acordado, afetando negativamente a qualidade do descanso e provocando perturbações no sono e fadiga. Esta condição se manifesta por uma irresistível necessidade de mover os membros inferiores e, em ocasiões menos comuns, os superiores, geralmente acompanhada por sensações de formigamento ou arrepios ao deitar-se. Para aliviar esses desconfortos, os pacientes frequentemente recorrem a esticar, chutar ou caminhar. Como consequência, enfrentam dificuldades para dormir ou acordam frequentemente durante a noite.

Outros distúrbios do sono, como a **insônia secundária**, decorrente de medicamentos ou condições médicas específicas, e a **narcolepsia**, caracterizada pelo início súbito e incontrolável do sono, exigem avaliação por um especialista em medicina do sono. **Distúrbios físicos** que induzem dor ou desconforto, como artrite, câncer e hérnia de disco, especialmente quando agravados pelo movimento, resultam em despertares transitórios e também prejudicam a qualidade do sono.

Sono e saúde

Durante o sono, uma série de processos vitais ocorre no corpo humano. Isso inclui a remodelação e reparação do DNA, a secreção de **leptina** (um hormônio que controla o apetite) e o metabolismo de ácidos graxos. Evidências mostram que pessoas com sono adequado têm menores níveis de **cortisol** e **glicose**, maior sensibilidade à **insulina** e produzem mais **leptina** durante o dia, o que reduz a busca por alimentos. Por exemplo, em um estudo sobre o equilíbrio energético durante períodos de sono curto e habitual, homens e mulheres que dormiram apenas 4 horas por noite consumiram cerca de **300 calorias a mais durante o dia**, especialmente de gorduras saturadas, o que pode explicar as associações observadas entre sono e obesidade (St-Onge *et al.*, 2011). Atualmente, compreendemos a possibilidade de uma relação bidirecional, sugerindo que a obesidade pode também prever a redução na duração do sono.

Perturbações na qualidade do sono impactam o metabolismo, diminuindo a queima calórica, aumentando o apetite e a resistência à insulina. A supressão do sistema imunológico e a disfunção na transcrição genética e no ciclo celular também são observadas, juntamente com um aumento de citocinas inflamatórias (Blask, 2009). Desse modo, um sono de má qualidade correlaciona-se com uma **série de problemas de saúde**, como obesidade, síndrome metabólica, diabetes tipo 2 e vários tipos de câncer, como mama, endométrio, próstata, cólon e leucemia mieloide aguda. O sono reduzido também está associado a um maior risco de ataques cardíacos, morte por doenças cardiovasculares, distúrbios vasoespáticos, aumento do tônus simpático e pressão sanguínea elevada.

Sono e saúde mental positiva

O impacto direto do sono sobre o bem-estar é notável. Uma qualidade inadequada do sono ou sua privação, seja por escolha ou circunstancial, têm um efeito significativamente negativo na saúde e no bem-estar geral. Estudos conduzidos por Zhao e colaboradores (2019) revelaram **menor nível de felicidade** entre aqueles que dormiam pouco ou sofriam de insônia. Durante o sono, uma variedade de processos essenciais acontece, desde a remodelação do DNA até a regulação hormonal. Desse modo, a privação e a interrupção do sono têm efeitos notáveis. Essas perturbações diminuem a atividade diurna, **afetam a sociabilidade** e comprometem também o **funcionamento metabólico**, além de influenciar a **saúde mental**.

Uma **duração e qualidade adequadas do sono** não só evitam impactos negativos na saúde, mas também trazem benefícios significativos. Na realidade, durante o sono, nosso corpo realiza um verdadeiro **processo de "limpeza"** ao eliminar resíduos metabólicos, como as proteínas beta-amiloide associadas à doença de Alzheimer (Xie *et al.*, 2013). Ao mesmo tempo, liberamos hormônio do crescimento e armazenamos grânulos de glicogênio no cérebro, uma espécie de reserva de energia para momentos de atividade neuronal intensa. Períodos do sono também atuam na **criação de novas estruturas nervosas**, como as sinapses, essenciais para a memória, aprendizado, habilidades motoras e até mesmo para a capacidade criativa (Colicos *et al.*, 2001; Chow, 2020). Um sono de qualidade contribui para melhorar a aprendizagem e a memória, um processamento cognitivo mais ágil e a capacidade de lidar melhor com a ansiedade e o medo.

A **qualidade do sono** está associada a vários desfechos positivos em saúde mental, incluindo melhora na atenção, aprendizado, memória, cognição, regulação emocional, autoestima, autoaceitação e níveis de otimismo (Sampasa-Kanyinga *et al.*, 2017). Por outro lado, na presença de distúrbios do sono, observa-se uma redução do fator neurotrófico derivado do cérebro (BDNF) e também alterações referentes ao julgamento moral, ao estado de alerta e à velocidade de processamento cognitivo, bem como diminuição da extinção do medo, uma vez que a amígdala não consegue eliminar a memória de eventos temerosos (Pace-Schott *et al.*, 2009; Fernandez-Mendoza *et al.*, 2010).

Um estudo com aproximadamente 2.000 adultos revelou que a **duração e qualidade do sono**, assim como a **prática de atividade física**, estão diretamente associadas a melhores parâmetros de saúde mental (Vaingankar *et al.*, 2020). De fato, a **privação crônica de sono** impacta diretamente na capacidade de uma pessoa lidar com as tarefas diárias, o que, ao longo do tempo, pode se manifestar por meio de sintomas como **fadiga física, mal-estar, cognição prejudicada e bem-estar diminuído** (Haack; Mullington, 2005).

Pense na sensação de tentar se concentrar em algo importante **após uma noite de sono ruim**, quando parece que até as tarefas simples se tornam desafiadoras.

A falta de clareza mental, cansaço físico e até mesmo alterações no humor são comuns após uma noite de sono insatisfatório. Como podemos notar em estudo conduzido por Tempesta e colaboradores (2020), após período de restrição do sono, os participantes demonstraram inclinação à interpretação mais negativa dos estímulos apresentados, delineando um **viés emocional negativo.** Em revisão sistemática envolvendo mais de 360.000 adolescentes, durações de sono mais curtas dobraram as chances de adolescentes experimentarem redução no afeto positivo e aumentaram as chances de raiva em 83%, humor deprimido em 62%, afeto negativo em 60% e ansiedade em 41% (Short *et al.*, 2020). Em estudo, alunos do ensino médio que dormiam pouco apresentaram maior probabilidade de se envolverem em comportamentos de risco, como uso de substâncias, agressividade e comportamento suicida (Weaver *et al.*, 2018). Esses riscos também se estendem aos adultos, em que a insônia está associada a uma maior probabilidade de ideação e tentativas de suicídio (Bishop *et al.*, 2020).

Distúrbios do sono e transtornos psiquiátricos: uma relação bidirecional

Tradicionalmente, os **problemas de sono** foram interpretados como sintomas de condições de saúde mental, não como agentes etiológicos específicos. Contudo, um número crescente de evidências sugere que os problemas de sono não são apenas comorbidades, mas também desempenham um **papel causal** no desenvolvimento de diversas outras condições (Hale *et al.*, 2020). A relação entre distúrbios do sono e problemas psiquiátricos é **frequentemente bidirecional**, podendo as perturbações do sono se apresentarem tanto como **sintomas** quanto como **fatores causais** de condições mentais.

De fato, os distúrbios do sono muitas vezes sinalizam o **surgimento precoce de problemas mentais.** Na maioria das vezes, é o aparecimento de dificuldades de sono que precede outros transtornos de saúde mental.

Evidências apontam que a insônia está associada a um aumento significativo do **risco de depressão** subsequente (Freeman *et al.*, 2020). Em uma metanálise que envolveu cerca de 170 mil indivíduos, foi constatado que a presença de insônia dobrou o risco de desenvolvimento de depressão ao longo do tempo (Li *et al.*, 2016). Os autores enfatizam a importância desses achados para a prevenção da depressão em indivíduos não deprimidos, mas que apresentam sintomas de insônia. Em uma revisão conduzida por Hertenstein e colaboradores (2019), o risco foi ainda mais acentuado, com quase três vezes mais probabilidade de desenvolver depressão posteriormente. Além disso, a insônia também foi identificada como um preditor para ansiedade, abuso de álcool e psicose (Hertenstein *et al.*, 2019). **Insônia e depressão podem compartilhar mecanismos etiopatogênicos comuns**, como estresse, desequilíbrios de neurotransmissores, desregulação do eixo hipotálamo-hipófise-adrenal, processos inflamatórios e anormalidades na ativação cerebral (Freeman *et al.*, 2020).

Em uma metanálise envolvendo cerca de 6.000 indivíduos com depressão, intervenções voltadas para a melhoria da qualidade do sono demonstraram uma redução significativa nos sintomas depressivos (Gee *et al.;* 2019). Os autores concluíram que **abordagens não farmacológicas para tratar distúrbios do sono são eficazes na diminuição da gravidade da depressão**, especialmente em contextos clínicos. Segundo Freeman e colaboradores (2020), tratamentos para insônia também estão associados a reduções na depressão, muitas vezes com eficácia comparável aos tratamentos direcionados especificamente para o diagnóstico de base.

Na **doença de Alzheimer**, até 45% dos indivíduos afetados apresentam distúrbios do sono, os quais também estão associados à gravidade da condição (Hale *et al.*, 2020). A insônia e a apneia obstrutiva do sono aumentam o risco de desenvolvimento subsequente da doença de Alzheimer (Osorio *et al.*, 2011), podendo agravar a disfunção sináptica e comprometer a cognição em pacientes com demência. Segundo as evidências, o sono interrompido pode resultar em uma redução na depuração glinfática de proteínas amiloides, levando ao seu acúmulo no tecido cerebral (Mander *et al.*, 2016).

Além disso, distúrbios do sono podem desencadear sintomas de mania em indivíduos com **transtorno bipolar** (Harvey *et al.*, 2009) e aumentar o risco e a **gravidade de episódios psicóticos** (Reeve *et al.*, 2019). Interrupções do sono são frequentemente observadas em crianças com transtornos psiquiátricos, como o **Transtorno do Déficit de Atenção com Hiperatividade e o Transtorno do Espectro Autista** (Alfano; Gamble, 2009). Estima-se que cerca de 90% das crianças com depressão relatem distúrbios do sono (Krystal, 2012). De maneira geral, transtornos psicológicos, como depressão maior, transtorno bipolar, transtorno disfórico pré-menstrual e transtorno de estresse pós-traumático, pioram com a falta de sono. Lesões cerebrais traumáticas têm um prognóstico pior quando associadas à privação do sono, tanto antes quanto depois do incidente.

O reconhecimento de que os problemas de sono não apenas coexistem com distúrbios mentais, mas também **podem prever o surgimento** desses transtornos, tem implicações significativas no tratamento e destaca importantes oportunidades para identificar mecanismos, diagnósticos e tratamentos que abordem tanto os problemas de saúde do sono quanto os problemas de saúde mental.

Recomendações para um sono de qualidade

Não existe um teste objetivo reconhecido para determinar a quantidade ideal de sono para uma pessoa. Embora as recomendações gerais indiquem de 7 a 8 horas por dia, existe uma ampla gama de necessidades subjetivas de sono entre os indivíduos. A deficiência de sono prejudica o desempenho funcional, mas **muitas vezes as pessoas não estão cientes do nível de comprometimento que estão enfrentando.**

De maneira geral, segundo as diretrizes, para diferentes faixas etárias, as **recomendações diárias de horas de sono** variam consideravelmente: entre 12 e 16 horas diárias para crianças entre 4 e 12 meses, entre 11 e 14 horas para crianças entre 1 e 2 anos, entre 10 e 13 horas para crianças entre 3 e 5 anos, entre 9 e 12 horas para crianças entre 6 e 12 anos, e entre 8 e 10 horas para adolescentes entre 13 e 18 anos (Paruthi *et al.*, 2016). Para adultos, as recomendações mais recentes indicam que o ideal é dormir **pelo menos 7 horas por noite** (Hale *et al.*, 2020). Para os pais de crianças e adolescentes, é aconselhável estabelecer **horários regulares para dormir e acordar**, mantendo uma rotina consistente para o horário de dormir (Hosker *et al.*, 2018). Além disso, pesquisas indicam que o sono é otimizado quando as crianças mantêm uma alimentação saudável, se envolvem em atividades físicas regulares e têm suas necessidades emocionais atendidas durante o dia (Allen *et al.*, 2016).

Crianças de 4 a 12 meses:
- Recomendação: 12 a 16 horas diárias de sono.

Crianças de 1 a 2 anos:
- Recomendação: 11 a 14 horas diárias de sono.

Crianças de 3 a 5 anos:
- Recomendação: 10 a 13 horas diárias de sono.

Crianças de 6 a 12 anos:
- Recomendação: 9 a 12 horas diárias de sono.

Adolescentes de 13 a 18 anos:
- Recomendação: 8 a 10 horas diárias de sono.

Adultos:
- Recomendação: pelo menos 7 horas de sono por noite.

Para promover uma **higiene do sono eficaz**, há uma série de recomendações a considerar. Isso inclui evitar bebidas com cafeína após o período da tarde, não se envolver em exercícios físicos até três horas antes de dormir e não fazer refeições até duas horas antes de ir para a cama. Limitar a ingestão de líquidos próximo ao horário de dormir, tomar um banho morno para relaxar antes de se deitar ou ouvir música relaxante também são sugestões úteis.

Além disso, outras diretrizes recomendam comportamentos específicos para associar o ambiente de dormir a um sono adequado. Elas incluem deitar-se apenas quando sentir sono real, sair da cama se não for possível dormir, reservar a cama somente para dormir e atividades íntimas, e evitar realizar outras atividades na cama, como ler, trabalhar ou assistir televisão. Manter um horário regular para acordar todas as manhãs e evitar cochilos durante o dia são práticas também destacadas para uma boa higiene do sono (Riemann *et al.*, 2017; Hosker *et al.*, 2019). Ao final deste capítulo, resumimos as principais recomendações em tópicos, para facilitar o entendimento e a aplicação.

Avaliação clínica

A **avaliação do sono** pode ser feita por meio de entrevistas clínicas, diários de sono e questionários validados. É importante que os profissionais de saúde avaliem os **fatores ambientais** que influenciam a qualidade do sono, reconhecendo que tanto a falta quanto o excesso de sono estão relacionados a desfechos negativos. De fato, a promoção da saúde do sono representa uma grande oportunidade no contexto da saúde pública, com implicações para diversos resultados em saúde, incluindo doenças cardiovasculares, obesidade, saúde mental e também doenças neurodegenerativas.

Durante nossa avaliação, **devemos nos atentar para os padrões de sono e os hábitos de higiene do sono de cada indivíduo**. Na entrevista, podemos incluir informações como as horas típicas de sono durante a semana e no fim de semana, a percepção subjetiva do indivíduo sobre sua qualidade do sono, o tempo que leva para adormecer (latência do sono), a frequência de fadiga diurna e também a dificuldade em acordar. Manter um **diário do sono** ao longo de várias semanas é mais confiável do que apenas um questionário pontual, permitindo uma visão mais ampla dos padrões de sono. Ao final desta seção, montamos o passo a passo para a aplicação dessa ferramenta. A avaliação da influência de medicamentos, álcool, cafeína e nicotina, bem como o nível e a duração da atividade física do paciente, também são partes importantes dessa análise detalhada do sono.

Certos indicadores chamados **"sinais de alerta"** merecem atenção especial: períodos de sono inferiores a 7 horas, discrepância de uma ou mais horas entre os dias de semana e os fins de semana, padrões irregulares de sono em termos de duração e horário, má qualidade do sono apesar de passar 7 ou mais horas na cama, ou ainda, dormir mais de 9 horas por noite. A presença de um ou mais desses itens deve alertar ao profissional para a possibilidade de um problema de sono de maior relevância.

Sinais de alerta *"Red Flags"*
• Menos de 7 horas de sono por noite.
• Uma ou mais horas de diferença entre os horários de sono durante a semana e os fins de semana.
• Padrões irregulares no horário e na duração do sono.
• Má qualidade do sono apesar do tempo adequado.
• Dormir mais do que 9 horas por noite.

A **avaliação da higiene do sono** complementa essa análise. Imagine isso como observar não só a duração do sono, mas também como ele acontece e o que acontece ao redor dele. Por exemplo, se o paciente tem o costume de cochilar durante o dia por mais de meia hora, isso pode impactar a qualidade do sono à noite, assim como a desidratação durante o dia pode atrapalhar o descanso noturno, por alterar o tônus vascular e os mecanismos de vasodilatação. Atividades estimulantes, como assistir televisão ou ler um livro empolgante, podem estimular o cérebro e dificultar o relaxamento. Outra coisa: a cama deve ser um lugar de descanso, não de estresse. Ir para lá estressado ou com raiva pode atrapalhar o sono.

Além disso, devemos considerar o ambiente, como o conforto do colchão e do quarto, junto aos padrões de pensamentos agitados, planejamentos ou preocupações antes de dormir. Também é importante averiguar comportamentos demasiadamente extremos em relação ao sono, desde ser indiferente às necessidades fisiológicas (*"Não tenho tempo para dormir"*), ou estar altamente perturbado por qualquer interrupção do sono. Esses padrões extremos devem ser investigados e podem dificultar nossa abordagem.

Desde questões cotidianas como falta de concentração e fadiga até problemas de saúde graves, como doenças cardiovasculares, diabetes, depressão e distúrbios neurocognitivos, os distúrbios do sono têm um impacto abrangente. Diante disso, **o diagnóstico preciso e o tratamento adequado** por profissionais habilitados são essenciais. A avaliação por especialistas permite identificar a natureza específica do distúrbio do sono e suas possíveis causas subjacentes. Ademais, oferece uma variedade de opções terapêuticas, incluindo terapias comportamentais, medicamentos apropriados e abordagens não farmacológicas, personalizadas para cada indivíduo.

Diário do sono
Ao coletar dados ao longo de vários dias, você obterá um panorama mais completo dos seus hábitos de sono e poderá identificar padrões que podem estar afetando a qualidade do seu descanso. Aqui está uma estrutura básica para criar um diário de sono:
1. **Hora de dormir e despertar**: anote o horário exato em que você vai para a cama e quando acorda. Atente-se para grandes diferenças entre os dias de semana e os finais de semana.
2. **Tempo para adormecer**: registre o tempo que leva para adormecer desde o momento em que você se deita até pegar no sono.
3. **Despertares noturnos**: anote o número de vezes que acorda durante a noite e quanto tempo leva para voltar a dormir.
4. **Qualidade do sono**: avalie, na sua opinião, a qualidade do seu sono, se foi tranquilo, agitado, reparador ou perturbado.
5. **Cochilos diurnos**: se houver cochilos durante o dia, registre a duração e a hora em que ocorrem.

Diário do sono
6. **Atividades pré-sono**: anote qualquer atividade ou fator que possa influenciar o sono, como consumo de cafeína, álcool, refeições pesadas, exercícios intensos ou estresse.
7. **Emoções e estado mental**: faça observações sobre seu estado emocional antes de dormir e ao acordar.
8. **Medicamentos**: registre qualquer medicamento que tenha tomado e sua dosagem, especialmente aqueles que podem afetar o sono.
9. **Ambiente de sono**: faça anotações sobre o ambiente do seu quarto, como luz, temperatura e conforto do colchão.

Abordagem prática

A relação causal entre distúrbios do sono e transtornos mentais deve ser encarada com otimismo, já que os problemas do sono são tratáveis em sua essência. Tratamentos baseados em evidências, especialmente os tratamentos psicológicos, têm mostrado reduções significativas nas dificuldades de sono. Intervenções comportamentais devem incluir estratégias para melhorar o sono e regular o ciclo circadiano, além de treinamento pessoal e o uso de tecnologia móvel e recursos on-line. Tratamentos baseados em terapia cognitivo-comportamental, com foco em *mindfulness*, também têm se mostrado eficazes na resolução de problemas relacionados ao sono (Blake *et al.*, 2017; Hale *et al.*, 2020).

A abordagem de primeira linha para insônia, amplamente recomendada por diversas diretrizes, é a **terapia cognitivo-comportamental para insônia (TCC-I)**. Geralmente, essa terapia envolve psicoeducação, orientações sobre higiene do sono, técnicas de relaxamento, controle de estímulos e terapia cognitiva (Riemann *et al.*, 2017). Estudos científicos mostraram que a TCC-I não apenas reduz os sintomas de insônia, mas também melhora sintomas associados e mantém sua eficácia a longo prazo, sem efeitos colaterais significativos (Geiger-Brown *et al.*, 2015). Além disso, a TCC-I demonstrou benefícios em casos de comorbidades, como síndrome do estresse pós-traumático (Ho *et al.*, 2016), câncer (Johnson *et al.*, 2016) e dor crônica (Tang *et al.*, 2015). Intervenções em grupo e digitais também têm se mostrado eficazes (Koffel *et al.*, 2015; Zachariae *et al.*, 2016). Técnicas de autoaplicação são igualmente eficazes e podem ser um bom ponto de partida para o tratamento (Ho *et al.*, 2015). Em uma revisão realizada por Mitchell e colaboradores (2012), a terapia cognitivo-comportamental demonstrou

eficácia comparável ao uso de medicamentos hipnóticos no curto prazo, com resultados superiores a longo prazo. Outras abordagens terapêuticas para insônia incluem o uso de *mindfulness* (Gong *et al.*, 2016) e hipnoterapia (Lam *et al.*, 2015).

Com relação ao **uso de benzodiazepínicos**, estudos demonstram um risco elevado de mortalidade em todas as faixas etárias que utilizam hipnóticos, seja por overdose, acidentes de carro, quedas, depressão, câncer ou suicídio (Basta *et al.*, 2007). Esses medicamentos demandam atenção devido aos seus riscos substanciais, destacando a importância de buscar abordagens alternativas para o tratamento de distúrbios do sono e condições associadas. Vale ressaltar que os benzodiazepínicos e também os sedativos não benzodiazepínicos, como zolpidem, embora comumente prescritos para insônia, não são recomendados para uso crônico em idosos, pois estão associados a um maior risco de quedas, especialmente quando prescritos acima da dose recomendada. Essa chamada visa alertar para os perigos do uso indiscriminado dessas substâncias e promover uma discussão sobre opções terapêuticas mais seguras e eficazes. Não descontinue ou inicie medicamentos sem o devido acompanhamento profissional; converse com o seu médico.

Além das abordagens psicoterapêuticas, a prescrição de **melatonina exógena** surge como uma possível estratégia. A melatonina é uma substância natural produzida durante a noite pela glândula pineal, atuando como um regulador do sono e sinalizador de escuridão. A melatonina exógena é bem tolerada e, ao contrário de outros medicamentos para dormir, não possui potencial para causar dependência (Geoffroy *et al.*, 2015). Seu uso a longo prazo é geralmente seguro, sem efeitos colaterais significativos (Lyseng-Williamson, 2012). A suplementação de melatonina tem se mostrado eficaz na mitigação do *jet lag* e em distúrbios do ritmo circadiano. No entanto, as **evidências para insônia são mistas**, com resultados variados. Apesar disso, a suplementação não parece suprimir a produção natural de melatonina no organismo, embora ainda faltem estudos de longo prazo para validar esse ponto. Estudos demonstram que a melatonina exógena reduz o tempo para iniciar o sono e aumenta a duração total do sono, com pouco ou nenhum efeito na eficiência do sono. Metanálises apoiam seu uso para o tratamento de distúrbios primários (Fatemeh *et al.*, 2020) e secundários do sono (Li *et al.*, 2019). Uma revisão sistemática também mostrou melhorias significativas na qualidade do sono com a suplementação de melatonina, seja em doses menores ou maiores que 3 mg.

Na literatura, surgem várias pesquisas sobre os efeitos dos micronutrientes, nutracêuticos e fitoterápicos e sua relação com a qualidade do sono, apontados possivelmente como estratégias terapêuticas. Em uma revisão sistemática realizada por Chan e Lo (2021), a suplementação de **aminoácidos, vitamina D e melatonina** mostrou-se significativamente benéficas para melhorar a qualidade do sono, porém com alta heterogeneidade e ampla faixa de níveis de confiança nos diversos estudos avaliados. Os autores também sugerem possíveis efeitos terapêuticos da suplementação de **magnésio, zinco e resveratrol**, mas são necessárias pesquisas adicionais para melhor elucidação de seus efeitos. Gholipour e colaboradores (2018) investigaram o efeito da suplementação de **zinco** na qualidade do sono, com resultados demonstrando uma melhoria significativa na qualidade do sono no grupo de intervenção em comparação com o grupo placebo. Quanto à suplementação de aminoácidos, destaca-se o uso terapêutico da **glicina**, com evidências para a melhora da qualidade do sono tanto de forma subjetiva quanto objetiva (Bannai; Kawai, 2012).

Em uma revisão sobre o uso de extratos vegetais para distúrbios do sono (Guadagna *et al.*, 2020), relata-se que os **extratos vegetais** mais comumente utilizados para insônia são **valeriana, camomila e lavanda**. No entanto, há escassez ou ausência de dados científicos que apoiem a eficácia da maioria dos produtos como hipnóticos, uma vez que muitos dos estudos são limitados por um número reduzido de participantes e, em alguns casos, por um desenho inadequado e pouca utilização de medidas objetivas. Existem evidências preliminares que sugerem a valeriana e a lavanda como possíveis auxiliares para problemas leves de qualidade do sono, latência do sono, tempo total de sono e despertar após o início do sono. A valeriana (*Valeriana officinalis*) é a planta mais estudada para distúrbios do sono, tendo sua atividade atribuída à presença de compostos como ácidos isovaléricos e valepotriatos, com ação calmante relatada e inibição da recaptação do neurotransmissor GABA. Resultados de uma revisão sistemática (Roozbeh *et al.*, 2019) realizada para comparar o efeito da lavanda na qualidade do sono, desejo sexual e sintomas vasomotores, psicológicos e físicos entre mulheres na menopausa e idosas, demonstraram a eficácia do uso da lavanda, tanto na forma de cápsulas quanto na aromaterapia, na melhoria da qualidade do sono, depressão, ansiedade, desejo sexual e sintomas psicológicos e físicos. No entanto, esses resultados devem ser interpretados com cautela, considerando algumas limitações já citadas anteriormente. Vale ressaltar que poucos estudos avaliam a eficácia de uma intervenção não farmacológica combinada baseada na administração de extratos vegetais, nutracêuticos e higiene do sono. Essa combinação poderia melhorar a eficácia em muitos estudos nos quais apenas um composto isolado foi testado. Por exemplo, em estudo conduzido por Maroo, Hazra e Das (2013), foi demonstrado que uma composição de valeriana, flor de maracujá e lúpulo melhorou o tempo total de sono, latência do sono, número de despertares noturnos e índice de gravidade da insônia. No entanto, é importante notar que algumas diretrizes oficiais não recomendam o tratamento da insônia com suplementação de melatonina, fitoterápicos ou aromaterapia, devido à carência de evidências científicas de melhor qualidade (Riemann *et al.*, 2017).

Abordagem comportamental: dicas para uma boa higiene do sono

1. **Mantenha horários regulares para dormir**: estabelecer um horário consistente para ir para a cama e acordar ajuda a regular o relógio interno do corpo, o que pode melhorar a qualidade do sono ao longo do tempo. Isso inclui manter esse ritmo mesmo nos fins de semana para evitar desequilíbrios no ciclo sono-vigília.

2. **Evite fixar a atenção no sono durante o dia**: preocupar-se excessivamente com o sono pode criar ansiedade, tornando ainda mais difícil adormecer. Ao invés disso, tente manter a mente ocupada com atividades relaxantes ou distrativas durante o dia.

3. **Evite cochilos durante o dia**: cochilos prolongados ou frequentes podem interferir no sono noturno. Se precisar cochilar, limite-se a um curto período de tempo, não mais do que 30 minutos, para evitar impactar negativamente o sono à noite.

4. **Exposição à luz solar pela manhã**: a luz natural pela manhã é um sinal para o corpo de que é hora de acordar. Isso pode ajudar a regular o relógio biológico interno, facilitando o adormecer à noite.

5. **Redução de álcool e cafeína**: ambos podem interferir na qualidade do sono. O álcool pode perturbar o sono profundo, enquanto a cafeína pode permanecer no organismo por horas, prejudicando a capacidade de adormecer. Evite o consumo de bebidas alcoólicas pelo menos 3 horas antes de dormir. Limite a ingestão de bebidas com cafeína, evitando-as após as 14 horas.

6. **Uso da cama apenas para dormir e atividades íntimas**: associar a cama apenas ao sono pode ajudar o cérebro a associar esse ambiente com o descanso, facilitando o adormecer quando você se deita.

7. **Hidratação e alimentação balanceada**: manter-se hidratado é essencial, mas evite grandes quantidades de líquidos perto da hora de dormir para minimizar interrupções durante a noite. Além disso, alimentos ricos em sódio podem afetar o tônus vascular e influenciar o sono.

8. **Redução de peso**: a obesidade ou o excesso de peso podem levar a distúrbios do sono, como apneia do sono. Perder peso pode ajudar a melhorar a qualidade do sono.

9. **Medidas de relaxamento**: banhos quentes, bebidas quentes ou até mesmo a prática de respiração profunda podem ajudar a relaxar os músculos e preparar o corpo para dormir.

10. **Redução de estímulos antes de dormir**: a luz azul emitida por dispositivos eletrônicos pode suprimir a produção de melatonina, o hormônio do sono. Reduza o uso de telas uma hora antes de dormir para ajudar o corpo a se preparar para descansar. Opte por luzes com espectro de cor quente de 2.500 kelvin, proporcionando um ambiente mais relaxante e acolhedor.

11. **Técnicas de *mindfulness* e meditação**: práticas de *mindfulness* e meditação podem ajudar a acalmar a mente e relaxar o corpo, facilitando a transição para o sono. Reduza preocupações, planejamentos e ruminações noturnas.

12. **Desaceleração antes de dormir**: diminuir o ritmo e evitar atividades estimulantes antes de dormir pode sinalizar ao corpo que está na hora de relaxar e se preparar para descansar. Pare de trabalhar ou realizar atividades estimulantes 90 minutos antes de dormir.

13. **Aromaterapia e chás relaxantes**: certos aromas e chás possuem propriedades relaxantes que podem ajudar a acalmar o corpo e a mente, favorecendo o sono. Chás calmantes, como camomila, melissa, mulungu, passiflora, valeriana, capim-limão ou hortelã, são boas opções. Considere aromaterapia com óleos de lavanda, bergamota, cedro, ylang ylang, coentro, manjerona ou zimbro.

14. **Elevar a atividade física durante o dia**: levantar-se e movimentar-se a cada hora é fundamental para evitar longos períodos de inatividade, enquanto aumentar a atividade física durante o dia pode ajudar a regular o ciclo natural do corpo, preparando-o para um sono mais restaurador.

15. **Manipulação de carboidratos conforme o ciclo de sono**: a distribuição estratégica de carboidratos ao longo do dia pode influenciar o ciclo de sono. Se alguém está indo dormir muito cedo, aumentar a ingestão de carboidratos no jantar pode ajudar a estender esse tempo. Por outro lado, se a pessoa tende a dormir tarde, mover os carboidratos para refeições anteriores pode ser benéfico, evitando jantares pesados e adotando uma refeição noturna mais leve e mais cedo. Esses ajustes na alimentação podem auxiliar na regulação do sono.

Estas estratégias de higiene do sono são recomendadas para promover um sono mais reparador e de melhor qualidade. Incorporar algumas delas na rotina diária pode contribuir significativamente para a melhoria do descanso noturno.

Considerações finais

A relação íntima entre sono reparador e saúde mental é um campo vasto e fascinante. A compreensão crescente dessa relação bidirecional entre distúrbios do sono e saúde mental revela não apenas a importância do sono para o bem-estar psicológico, mas também seu papel como um fator causal significativo em várias condições psiquiátricas. Os distúrbios do sono, desde insônia a apneia obstrutiva, não apenas coexistem com condições mentais, mas muitas vezes antecedem e exacerbam sintomas psiquiátricos.

Entretanto, há motivos para otimismo. Estratégias terapêuticas e intervenções demonstraram eficácia na melhoria da qualidade do sono e na redução dos sintomas de condições mentais. Terapias cognitivo-comportamentais, tratamentos baseados em *mindfulness* e o uso cuidadoso de suplementos e medicamentos emergem como recursos valiosos na abordagem dos distúrbios do sono e de transtornos mentais associados.

Além disso, a higiene do sono, com suas práticas comportamentais e recomendações, oferece um caminho tangível para otimizar a qualidade do sono. A promoção de rotinas regulares, restrição de certos hábitos antes de dormir e a criação de ambientes propícios ao sono são abordagens acessíveis e eficazes para melhorar para melhorar a qualidade do descanso noturno.

É crucial que os profissionais de saúde estejam cientes dessa conexão entre sono e saúde mental, integrando a avaliação do sono como parte essencial do cuidado clínico. A identificação precoce e o tratamento eficaz dos distúrbios do sono não apenas melhoram a qualidade de vida, mas também podem mitigar o risco de desenvolvimento ou agravamento de transtornos mentais.

Livros para ampliar seu repertório

1. *Por que dormimos: o poder do sono e dos sonhos* (Intrínseca, 2018) – Matthew Walker: o neurocientista Matthew Walker explora os benefícios do sono para a saúde física e mental, revelando os efeitos nocivos da privação do sono e oferecendo *insights* sobre como melhorar a qualidade do sono.

2. *Qualidade do sono: 50 práticas para ajudar a dormir melhor* (Matrix, 2021) – André Barbosa: livro-caixinha com informações e dicas para aumentar a percepção aos detalhes que envolvem uma boa noite de sono.

Referências

ALFANO, C. A.; GAMBLE, A. L. The role of sleep in childhood psychiatric disorders. *Child Youth Care Forum.* 2009; 38(6):327–40.

ALLEN, S. L. *et al.* ABCs of SLEEPING: A review of the evidence behind pediatric sleep practice recommendations. *Sleep Medicine Reviews*, 2016, 29, 1-14.

BANNAI, M.; KAWAI, N. New therapeutic strategy for amino acid medicine: glycine improves the quality of sleep. *J Pharmacol Sci.* 2012;118(2):145-8.

BASTA, M. *et al.* Chronic insomnia and stress system. *Sleep Med Clin.* 2007 Jun;2(2):279-291.

BISHOP, T. M. *et al.* Sleep, suicide behaviors, and the protective role of sleep medicine. *Sleep Medicine*, 2020, 66, 264-270.

BLAKE, M. J. *et al.* A cognitive-behavioral and mindfulness-based group sleep intervention improves behavior problems in at-risk adolescents by improving perceived sleep quality. *Behaviour Research and Therapy*, 2017, 99, 147-156.

BLASK, D. E. Melatonin, sleep disturbance and cancer risk. *Sleep Med Rev.* 2009 Aug;13(4):257-64.

CARPI, M.; CIANFARANI, C.; VESTRI, A. Sleep Quality and Its Associations with Physical and Mental Health-Related Quality of Life among University Students: A Cross-Sectional Study. *Int J Environ Res Public Health.* 2022 Mar 1;19(5):2874.

CHAN, V.; LO, K. Efficacy of dietary supplements on improving sleep quality: a systematic review and meta-analysis. *Postgrad Med J.* 2022 Apr;98(1158):285-293.

CHOW, C. M. Sleep and Wellbeing, Now and in the Future. *Int J Environ Res Public Health.* 2020 Apr 22;17(8):2883. DOI: 10.3390/ijerph17082883. PMID: 32331237; PMCID: PMC7216147.

COLICOS, M. A.; COLLINS, B. E.; SAILOR, M. J.; GODA, Y. Remodeling of synaptic actin induced by photoconductive stimulation. *Cell* 2001, 107, 605–616.

FATEMEH, G. *et al.* Effect of melatonin supplementation on sleep quality: a systematic review and meta-analysis of randomized controlled trials. *Journal of Neurology,* 2022, 269(1), 205-216.

FERNANDEZ-MENDOZA, J. *et al.* Insomnia with objective short sleep duration is associated with deficits in neuropsychological performance: a general population study. *Sleep,* 2010 Apr;33(4):459-65.

FREEMAN, D. *et al.* Sleep disturbance and psychiatric disorders. *Lancet Psychiatry.* 2020 Jul;7(7):628-637.

GEE, B. *et al.* The effect of non-pharmacological sleep interventions on depression symptoms: A meta-analysis of randomised controlled trials. *Sleep Med Rev.* 2019 Feb;43:118-128.

GEIGER-BROWN, J. M. *et al.* Cognitive behavioral therapy in persons with comorbid insomnia: a meta-analysis. *Sleep Medicine Reviews,* 2015, 23, 54-67.

GEOFFROY, P. A. *et al.* Melatonin and melatonin agonists as adjunctive treatments in bipolar disorders. *Current Pharmaceutical Design,* 2015, 21(23), 3352-3358.

GHOLIPOUR BARADARI, A. *et al.* The effect of zinc supplementation on sleep quality of ICU nurses: a double blinded randomized controlled trial. *Workplace Health Saf* 2018; 66:191–200.

GONG, H. *et al.* Mindfulness meditation for insomnia: A meta-analysis of randomized controlled trials. *Journal of Psychosomatic Research,* 2016, 89, 1-6.

GUADAGNA, S.; BARATTINI, D. F.; ROSU, S.; FERINI-STRAMBI, L. Plant Extracts for Sleep Disturbances: A Systematic Review. *Evid Based Complement Alternat Med.* 2020 Apr 21;2020:3792390.

HAACK, M.; MULLINGTON, J. M. Sustained sleep restriction reduces emotional and physical well-being. *Pain* 2005, 119, 56–64.

HALE, L. *et al.* Sleep Health: An Opportunity for Public Health to Address Health Equity. *Annu Rev Public Health.* 2020 Apr 2;41:81-99.

HARVEY, A. G. et al. Sleep Disturbance in Bipolar Disorder Across the Lifespan. *Clin Psychol (New York).* 2009 Jun;16(2):256-277.

HERTENSTEIN, E. *et al.* Insomnia as a predictor of mental disorders: A systematic review and meta-analysis. *Sleep Med Rev.* 2019 Feb;43:96-105.

HO, F. Y.; CHAN, C. S.; TANG, K. N. Cognitive-behavioral therapy for sleep disturbances in treating posttraumatic stress disorder symptoms: A meta-analysis of randomized controlled trials. *Clinical Psychology Review,* 2016, 43, 90-102.

HO, F. Y. *et al.* Self-help cognitive-behavioral therapy for insomnia: A meta-analysis of randomized controlled trials. *Sleep Medicine Reviews,* 2015, 19, 17-28.

HOSKER, D.K. *et al.* Promoting Mental Health and Wellness in Youth Through Physical Activity, Nutrition, and Sleep. Child Adolesc Psychiatr Clin N Am. 2019 Apr;28(2):171-193.

IRISH, L. A. *et al.* The role of sleep hygiene in promoting public health: A review of empirical evidence. *Sleep Medicine Reviews,* 2015, 22, 23-36.

JOHNSON, J. A. *et al.* A systematic review and meta-analysis of randomized controlled trials of cognitive behavior therapy for insomnia (CBT-I) in cancer survivors. *Sleep Medicine Reviews,* 2016, 27, 20-28.

KELLY, J.; SHULL, J. *Foundations of Lifestyle Medicine Board Review Manual.* 2nd ed. American College of Lifestyle Medicine, 2019.

KOFFEL, E. A. *et al.* A meta-analysis of group cognitive behavioral therapy for insomnia. *Sleep Med. Rev.* 2015, 19: 6–16.

KRYSTAL, A. D. Psychiatric disorders and sleep. *Neurologic Clinics,* 2012, 30(4), 1389-1413.

MÉTODO AMES: UMA PROPOSTA FOCADA NA MUDANÇA DO ESTILO DE VIDA PARA PROMOÇÃO
DE SAÚDE MENTAL POSITIVA

LAM, T. H. *et al.* Hypnotherapy for insomnia: a systematic review and meta-analysis of randomized controlled trials. *Complement. Ther. Med.* 2015, 23: 719–732.

LI, T.; JIANG, C.; HAN, M.; YANG, Z.; LV, J.; DENG, C.; YANG, Y. Exogenous melatonin as a treatment for secondary sleep disorders: A systematic review and meta-analysis. *Frontiers in Neuroendocrinology*, 2019, 52, 22-28.

LYSENG-WILLIAMSON, K. A. Melatonin prolonged release: in the treatment of insomnia in patients aged ≥55 years. *Drugs Aging*, 2012, 29(11), 911-923.

MANDER, B. A.; WINER, J. R.; JAGUST, W. J.; WALKER, M. P. Sleep: A novel mechanistic pathway, biomarker, and treatment target in the pathology of Alzheimer's disease? *Trends in Neurosciences*, 2016, 39(8), 552-566.

MAROÓ, N.; HAZRA, A.; DAS, T. Efficacy and safety of a polyherbal sedative-hypnotic formulation NSF-3 in primary insomnia in comparison to zolpidem: a randomized controlled trial. *Indian Journal of Pharmacology*, v. 45, n. 1, p. 34–39, 2013.

MASTIN, D. F.; BRYSON, J.; CORWYN, R. Assessment of sleep hygiene using the Sleep Hygiene Index. *J Behav Med.* 2006 Jun;29(3):223-7.

MITCHELL, M. D.; GEHRMAN, P.; PERLIS, M.; UMSCHEID, C. A. Comparative effectiveness of cognitive behavioral therapy for insomnia: A systematic review. *BMC Family Practice*, 2012, 13, 40.

MORIN, C. M. *et al.* Insomnia disorder. *Nature Reviews Disease Primers*, 2015, 1, 15026.

MSD. *Abordagem ao paciente com transtorno do sono ou da vigília.* 2022. Disponível em: https://www.msdmanuals.com/pt-br. Acesso em: 23 nov. 2023.

OHAYON, M. M. Epidemiological overview of sleep disorders in the general population. *Sleep Med Res.* 2011;2(1):1e9.

OSORIO, R. S. *et al.* Greater risk of Alzheimer's disease in older adults with insomnia. *J Am Geriatr Soc.* 2011 Mar;59(3):559-62.

OWENS, J. A. Insufficient sleep in adolescents and young adults: An update on causes and consequences. *Pediatrics*, 2014, 134(3), e921–e932.

PACE-SCHOTT, E. F. *et al.* Sleep promotes generalization of extinction of conditioned fear. *Sleep*, 2009 Jan;32(1):19-26.

PARUTHI, S. *et al.* Recommended amount of sleep for pediatric populations: A consensus statement of the American Academy of Sleep Medicine. *Journal of Clinical Sleep Medicine*, 2016, 12(6), 785–786.

REEVE, S.; SHEAVES, B.; FREEMAN, D. Sleep disorders in early psychosis: Incidence, severity, and association with clinical symptoms. *Schizophrenia Bulletin*, 2019, 45(2), 287-295.

RIEMANN, D. *et al.* European guideline for the diagnosis and treatment of insomnia. *Journal of Sleep Research*, 2017, 26(6), 675-700.

ROOZBEH, N. *et al.* Effect of Lavender on Sleep, Sexual Desire, Vasomotor, Psychological and Physical Symptom among Menopausal and Elderly Women: A Systematic Review. *J Menopausal Med.* 2019 Aug;25(2):88-93.

SAMPASA-KANYINGA, H. *et al.* Associations between meeting combinations of 24-h movement guidelines and health-related quality of life in children from 12 countries. *Public Health*, 2017, 153, 16–24.

SCHENNACH, R. *et al.* Pre-to post-inpatient treatment of subjective sleep quality in 5,481 patients with mental disorders: A longitudinal analysis. *Journal of Sleep Research*, 2019, 28(4), e12842.

SHORT, M. A.; BOOTH, S. A.; OMAR, O.; OSTLUNDH, L.; ARORA, T. The relationship between sleep duration and mood in adolescents: A systematic review and meta-analysis. *Sleep Med Rev.* 2020 Aug;52:101311.

ST-ONGE, M. P. *et al.* Short sleep duration increases energy intakes but does not change energy expenditure in normal-weight individuals. *Am J Clin Nutr.* 2011 Aug;94(2):410-6.

TANG, N. K. *et al.* Nonpharmacological treatments of insomnia for long-term painful conditions: A systematic review and metaanalysis of patient-reported outcomes in randomized controlled trials. *Sleep*, 2015, 38, 1751–1764.

TEMPESTA, D.; SALFI, F.; DE GENNARO, L.; FERRARA, M. The impact of five nights of sleep restriction on emotional reactivity. *J Sleep Res.* 2020 Oct;29(5):e13022.

VAINGANKAR, J. A. *et al.* Sleep duration, sleep quality and physical activity, but not sedentary behaviour, are associated with positive mental health in a multi--ethnic Asian population: A cross-sectional evaluation. *International Journal of Environmental Research and Public Health*, 2020, 17(22), 8489.

VGONTZAS, A. N. *et al.* Persistent insomnia: the role of objective short sleep duration and mental health. *Sleep*, 2012 Jan 1;35(1):61-8.

XIE, L. *et al.* Sleep drives metabolite clearance from the adult brain. *Science* 2013, 342, 373–377.

WEAVER, M. D. *et al.* Dose-dependent association between sleep duration and unsafe behaviors among US high school students. *JAMA Pediatrics*, 2018, 172(12), 1187–1189.

WILLIAMS, J. A.; ZIMMERMAN, F. J.; BELL, J. F. Norms and trends of sleep time among US children and adolescents. *JAMA Pediatrics*, 2013, 167(1), 55–60.

ZACHARIAE, R. *et al.* Efficacy of internet-delivered cognitive-behavioral therapy for insomnia – a systematic review and meta-analysis of randomized controlled trials. *Sleep Med Rev.* 2016 Dec; 30:1-10.

ZHAO, S. Z. *et al.* Short Sleep Duration and Insomnia Symptoms were Associated with Lower Happiness Levels in Chinese Adults in Hong Kong. *Int. J. Environ. Res. Public Health* 2019, 16, 2079.

ALÉM DO CUME

A verdadeira felicidade
vem da alegria de atos bem-feitos,
do sabor de criar coisas renovadas.
(Antoine de Saint-Exupéry)

Assim como Sísifo, que desafiou os deuses com sua astúcia e sagacidade, nós também nos encontramos diante de desafios infindáveis na busca pela verdadeira saúde e felicidade. Em nossa jornada pelos capítulos deste livro, exploramos os mistérios da medicina moderna, a sinergia entre a Psiquiatria Positiva, a Medicina do Estilo de Vida e o inspirador Método AMES.

Este livro é um convite para expandir nossos horizontes, desafiar convenções estabelecidas e buscar soluções que vão além do convencional. Na medida em que fechamos estas páginas, encorajamos cada um de vocês, leitores, a continuar a busca por conhecimento e compreensão. Os assuntos aqui abordados são inesgotáveis, e há sempre mais a aprender e explorar.

Mais importante ainda, incentivamos a aplicação dos conceitos apresentados neste livro em suas próprias vidas e práticas clínicas. Que possamos nos esforçar para cultivar hábitos saudáveis, promover a saúde mental positiva e buscar a felicidade em todos os aspectos de nossas vidas. Lembrem-se: a jornada é longa, mas cada passo nos aproxima um pouco mais do cume da montanha, onde a verdadeira plenitude aguarda. Que possamos continuar a nossa jornada além do cume, rumo ao aperfeiçoamento, com coragem, determinação e esperança.

Obrigado por nos acompanharem nesta jornada.

Nilo Torturella
Igor Torturella

POSFÁCIO 1

Não existe caminho além da Medicina do Estilo de Vida. Por mais que a medicina tenha evoluído nos últimos anos, continuamos adoecendo e morrendo de causas totalmente evitáveis — principalmente por doenças relacionadas ao sistema cardiovascular e câncer, que, juntos, representam 50% das mortes por todas as causas.

Nos Estados Unidos, os custos com a saúde chegam à casa de trilhões de dólares. Por mais que as mortes mais frequentes sejam decorrentes de doenças cardiovasculares, os maiores gastos estão relacionados, por exemplo, ao tratamento crônico de demências, como a doença de Alzheimer. E, podem acreditar, somente 3% delas têm a ver com fatores genéticos, ou seja, 97% resultam de um estilo de vida pobre e desequilibrado.

Somadas a esses fatos, questões bem sensíveis formam um cenário complicado e fragmentado do sistema de saúde no Brasil. Ou, melhor dizendo, sistema de "doença": nossa saúde pública tem uma gestão ineficaz e sucateada, enquanto nossa saúde suplementar acumula uma dívida de bilhões, com usuários pagando caro e permanecendo insatisfeitos, excesso de especialistas que concorrem predatoriamente entre si por uma minoria de pacientes, somados atualmente ao surgimento crescente de *médicos influencers* com uma duvidosa etiqueta digital e uma cultura contínua de desvalorização e despersonificação do profissional de saúde.

Há aproximadamente 20 anos, precisamente em 2004, graças aos esforços de uma junta médica internacional, surgiu a iniciativa para reformar todo o sistema mundial de Saúde, que, após a pandemia da Covid-19, colapsou em um *burnout*.

A Medicina do Estilo de Vida (MEV) vem com a proposta de resgatar a prática clínica e a propedêutica médica em sua essência, praticada pela última vez em cerca de 900 a.C., quando médico e paciente eram igualmente responsáveis pelo tratamento integrado e continuado de suas condições e desfechos clínicos. Trata-se de uma asserção de saúde baseada em valor, *"high touch/high tech"*, com um panorama de ganho para todos em uma nova cultura — sadia, consciente e vocacional.

Sejam todos bem-vindos ao movimento da MEV! Um futuro no presente da saúde!

Dra. Silvia Lagrotta

Membro efetivo da Sociedade Brasileira de Geriatria e Gerontologia e da Sociedade Brasileira de Medicina do Exercício e do Esporte. Atua há 20 anos nas áreas de envelhecimento ativo, clínica geral e reabilitação de grupos especiais, já tendo assistido quase 30 mil pacientes. Especialista em programas de gestão e educação em saúde para pacientes e público em geral, é também líder em treinamento e implementação de programas de tratamento continuado e qualidade de vida para médicos e empresas. Certificada pela Academia Internacional de Medicina do Estilo de Vida (IBLM), é diretora fundadora da primeira clínica de Medicina do Estilo de Vida do Brasil, a TakeCareBr e, ainda, diretora fundadora e presidente do Colégio Brasileiro do Estilo de Vida (CBMEV).

POSFÁCIO 2

A psiquiatria positiva (psiqP) resulta de um movimento organizado pela Associação Americana de Psiquiatria (APA) em 2015, durante a gestão do Prof. Dilip Jeste. Tem como principais fontes de arcabouço teórico a psicologia positiva e as neurociências de "construtos positivos". Por construtos positivos podemos entender o estudo de aspectos biológicos como, por exemplo, resiliência e emoções positivas.

É importante frisar que a psiqP não é uma subespecialidade oficial da psiquiatria, mas um campo de estudo e um olhar não tradicional visando aplicações práticas. Com relação a essas aplicações práticas, até o momento, as principais ferramentas clínicas são oriundas da psicoterapia positiva (PPT) (Seligman e Rashid) e da *well-being therapy* (WBT) (Fava). Ferramentas biológicas ainda precisam ser estudadas, muito embora:

- Há que se ter cautelas éticas, pois em geral ferramentas que mobilizam o sistema de recompensa e emoções positivas tendem a ter grande potencial de adição e, assim, gerar graves problemas sociais, como à chamada crise de opioides vivenciada nos Estados Unidos.

- Como consequência dessas cautelas éticas, é preciso ter preocupações práticas na disponibilidade de acesso a essas potenciais ferramentas biológicas.

- Indiretamente, construtos relacionados à psiqP já estão sendo usados como desfechos em ensaios clínicos farmacológicos, patrocinados ou não pela indústria farmacêutica.

A aceitação da psiqP tem sido notável e cada vez mais crescente. Por exemplo, a Associação Mundial de Psiquiatria possui uma seção de psiqP; o congresso da APA tem tido sistematicamente mesas-redondas sobre psiqP; o Congresso Brasileiro de Psiquiatria da Associação Brasileira de Psiquiatria, bem como o Congresso de Clínica Psiquiátrica do Instituto de Psiquiatria da Universidade de São Paulo (USP) e o V Simpósio do PROESQ da USP já tiveram conferências e/ou mesas-redondas sobre a psiqP.

Além disso, o número de publicações científicas tem crescido, e hoje possuímos vários artigos científicos publicados, inclusive em periódicos que trazem tipicamente trabalhos mais tradicionais da psiquiatria. Livros acadêmicos sobre o tema têm surgido no mundo e no Brasil.

Em paralelo ao crescente desenvolvimento da psiqP, aconteceu também o crescimento da medicina do estilo de vida (MEV), incluindo a chamada psiquiatria do estilo de vida. Rapidamente, as convergências das duas áreas ficaram evidentes para todos, e o intercâmbio de pesquisadores e clínicos entre as duas abordagens passou a ser crescente.

Pode-se dizer que os pilares da MEV são:

- Alimentação saudável
- Sono reparador
- Atividade física
- Combate ao tabagismo e ao uso de substâncias ilícitas; e uso de álcool com moderação
- Manejo do estresse

Nesse sentido, a psiqP tem muito a contribuir, não só diretamente no pilar manejo de estresse, como também indiretamente na viabilização dos outros pilares, ajudando os pacientes a se engajarem neles. Aliás, na prática clínica com a PPT, utilizamos muito uma estratégia chamada "uma melhor versão de mim". Nesse ponto, quase que invariavelmente, os pacientes tendem a eleger uma melhor versão deles que inclui um hábito saudável de vida, como aderir a uma alimentação saudável e/ou a uma rotina com atividades físicas semanais.

Por outro lado, os pilares de estilo de vida estimulados e estudados pela MEV tendem a contribuir diretamente não só na diminuição de sintomas depressivos e ansiosos, mas também no aumento do bem-estar dos pacientes. Assim, ao modelo PERMA de bem-estar proposto por Martin Seligman, tem-se acrescentado a letra V de "vitalidade", que faria a ponte para os pilares da MEV, uma vez que este parâmetro mais pragmático tem mostrado grande importância no parâmetro mais subjetivo que é o bem-estar. Ficaria, então, o modelo PERMA-V:

- Alimentar emoções positivas (P)
- Estar engajado em algo (E)
- Cultivar relacionamentos positivos (R)
- Encontrar propósitos de vida (M)
- Sentir-se realizado (A)

- Cultivar pilares da MEV (V)

Por tudo isso, o presente livro tem papel importante neste cenário. Escrito por colegas que têm estudado, ensinado e aplicado clinicamente a MEV e a psiqP, consegue aprofundar a MEV e perceber a psiqP como uma grande aliada dela na construção de saúde e do bem-estar das pessoas. Desse modo, trata-se de uma importante ferramenta para os clínicos terem em mãos para ampliar seus campos de atuação.

Leonardo Machado
Médico Psiquiatra (CRM/PE 18409; RQE 3147)
Professor adjunto da Universidade Federal de Pernambuco (UFPE)
Preceptor da residência de psiquiatria do Hospital das Clínicas – UFPE
Mestre e doutor em Neuropsiquiatria e Ciências do Comportamento pela POSNEURO-UFPE
Especialista em Psiquiatria pela AMB/ABP
Especialista em Psicoterapia pela AMB/ABP
Especialização em terapia cognitiva comportamental pelo IWP
Formação em terapia cognitiva processual
Presidente da Sociedade Pernambucana de Psiquiatria (SPP) (gestão 2023-2025)